Shigeru Tanaka

**Vertrauen in
Dr. Higas EM-X**

SHIGERU TANAKA

Vertrauen in Dr. Higas EM-X

Hilfe auch bei schweren Krankheiten

Mit einem Vorwort und einem aktuellen Beitrag
von Prof. Teruo Higa

Aus dem Japanischen übersetzt von Monika Lubitz

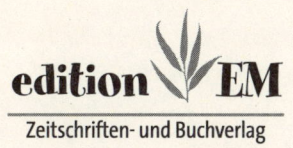
edition EM
Zeitschriften- und Buchverlag

Bibliografische Information der Deutschen Bibliothek

Die Deutsche Bibliothek verzeichnet diese Publikation in der Deutschen Nationalbibliografie; detaillierte bibliografische Daten sind im Internet über http://dnb.ddb.de abrufbar.
ISBN 978-3-941383-01-2

„WATASHI NO KAKUSHIN: NAMBYO O SUKU EM-X" by Shigeru Tanaka
Copyright © 2008 by Shigeru Tanaka
Original Japanese edition published by Metamor Publishing Co., Ltd., Tokyo, Japan
German translation rights arranged with Metamor Publishing, Co., Ltd. through InterRights, Inc., Tokyo

1. Auflage
Copyright © 2009 der deutschsprachige Ausgabe edition EM, Bremen

Aus dem Japanischen übersetzt von Monika Lubitz

Umschlaggestaltung: Ecko Goldenbogen
Lektorat: Franz-Peter Mau und Wolfgang Krüger
Layout und Satz: hofAtelier Toni Horndasch
Druck: Geffken & Köllner

www.editionEM.de

Inhalt

Vorwort

EM-X war noch nie so notwendig wie heute

Im Juni 1996 erschien mein erstes Buch *Das wiedererstarkende Leben*. Dann kam im Juni 1998 *EM-X rettet Leben* (Deutsch: *EM-X · Über die heilende Kraft von Antioxidanzien aus Effektiven Mikroorganismen (EM),* 2003) heraus. Seitdem sind schon mehr als zehn Jahre vergangen. Im Laufe dieser Zeit und infolge diverser Fortschritte in der Entwicklung der EM-Medizin sind nun an verschiedenen Stellen Verbesserungen vorzunehmen.

Die Entwicklung des EM-X begann im Jahre 1992, seitdem sind nun schon 16 Jahre vergangen. In dieser Zeit wurde es bei der Behandlung verschiedener Krankheiten eingesetzt und hat dabei seine Effektivität unter Beweis gestellt. In letzter Zeit wird es in Mundpropaganda unter den Patienten gepriesen, und die Zahl der Anwender steigt stetig.

In meine Klinik kommen hauptsächlich Krebspatienten, um Rat zu suchen. Viele fragen mich, ob man EM-X auch parallel zu herkömmlichen Krebsmitteln einnehmen könne. Zur Beantwortung dieser Frage muss man auch die Veränderungen bei den herkömmlichen Krebsmedikamenten in Betracht ziehen. Damals, in der ersten Auflage von *Das wiedererstarkende Leben,* schrieb ich, dass nur etwa 10 % der Krebsmittel wirksam seien, und ich hielt sie kaum für empfehlenswert. Aber die heutigen Medikamente gegen Krebs sind besser erforscht und zeigen erstaunliche Fortschritte im Vergleich zu früher. Bei der Beurteilung ihrer Effizienz muss man auch beachten, dass bei Einnahme desselben Mittels über einen langen Zeitraum hinweg häufig eine Resistenz aufgebaut wird und die Effektivität abnimmt.

Etwa um das Jahr 2000 wurden neue Methoden für die Krebsbehandlung entwickelt, die auch von den Krankenversicherungen anerkannt sind. Diese Medikamente der zielgerichteten Therapie greifen die Moleküle der Krebszellen an, und der Krebs wird durch die Unterdrückung ihrer Funktionen behandelt. Diese Mittel der modernen Krebstherapie sind anders als die früheren, denn sie zielen auf die Moleküle ab, d. h. die Gene und Eiweiße der Krebszelle. Die Suche nach einem für einen bestimmten Krebs wirksamen Mittel gleicht dabei der Suche nach einer Stecknadel im Heuhaufen, denn es ist wahrlich mühsam, aus 300.000 Krebsmitteln das richtige herauszusuchen.

Auch die Herstellungsmethoden für die Medikamente sind im Wandel: Mit dem Computer kann man die dreidimensionale Struktur der an Krebs oder einer anderen Krankheit beteiligten Moleküle berechnen und ein Medikament entwickeln, das genau in die Zwischenräume zwischen den anvisierten Molekülen passt. Wenn ein solches Medikament entwickelt wird, kann die Krankheit effektiv behandelt werden. Heute ist es möglich, solche durch Computerprogramme spezifizierten Medikamente zu entwickeln. Das heißt, die Medikamente der zielgerichteten Therapie wären dann nicht nur bei Krebs, sondern auch für die Behandlung anderer schwerer Krankheiten einsetzbar.

Für die zielgerichtete Therapie wurde z. B. auch das berühmte Medikament *Glivec* zur Behandlung von chronisch myeloischer Leukämie (CML) entwickelt, das bereits in der Therapie eingesetzt wird und seine Effektivität unter Beweis gestellt hat. Allerdings ist es trotz effektiver Krebsmittel schwierig, nur mit diesen allein den Krebs zu heilen. Selbst wenn sich der Zustand auch kurzzeitig bessert, wendet sich das Blatt doch häufig wieder zum Schlechten. Außerdem treten so viele Nebenwirkungen auf, dass die Besserungen teuer erkauft erscheinen. Deshalb setzt man für eine gesteigerte Effektivität oft mehr als zwei Krebsmittel parallel ein.

Auch durch parallele Therapie mit EM-X und einem Krebsmedikament nimmt die Effektivität zu und die Nebenwirkungen werden abgeschwächt. Ich möchte an dieser Stelle deutlich den parallelen Einsatz von EM-X und konventionellen Krebsmitteln befürworten. Zudem wurde EM-X bis heute mehrfach verbessert und seine Wirkung hat sich gegenüber dem anfänglichen Produkt deutlich verstärkt. Weitere Verbesserungen sind zu erwarten. Leider kennen die meisten Ärzte EM-X nicht und verstehen nicht, warum es zusammen mit einem Krebsmittel eingenommen werden sollte. Viele Patienten nehmen EM-X ohne das Wissen ihres behandelnden Arztes ein. Und wenn dann durch die synergetischen Wirkungen erstaunliche Erfolge erzielt werden, freut sich der behandelnde Arzt über den großen Erfolg durch den – wie er meint, alleinigen – Einsatz des Krebsmittels. Mich aber ärgert es, nicht laut sagen zu dürfen, dass dieser Erfolg EM-X zuzuschreiben ist.

Aus diesen Gründen werden in diesem Buch einige Fallbeispiele aufgeführt, um die Wirkung von EM-X bekannt zu machen. Des Weiteren gibt es Auszüge aus meiner beliebten Kolumne „Spitzenmedizin" in dem Bürgerblatt *Neueste Bürgernachrichten,* in denen es um noch effektivere Behandlungsmethoden für Diabetes und Rheumatismus in Kombination mit EM-X geht. Ich würde mich sehr freuen, wenn Sie auch diesen Teil aufmerksam lesen.

Einführung des Erfinders der Effektiven Mikroorganismen (EM)

Beitrag von **Teruo Higa,** Emeritus der Ryukyu-Universität, Professor an der Meio-Universität, Nago, Okinawa, Japan, Institutsleiter der Internationalen Forschungsstelle für EM-Technologie an der Meio-Universität

Shigeru Tanaka ist von den Effektiven Mikroorganismen überzeugt

Im Oktober 1993 erschien mein Buch *Eine Revolution zur Rettung der Erde* in Japan (neu durchgesehene und erweiterte deutsche Ausgabe, Bremen 2009). Wenige Monate später, kurz nach Beginn des neuen Jahres, wurde mir zugetragen, dass es einen Arzt in der Stadt Wako in der Präfektur Saitama (in der Nähe von Tokyo) namens Shigeru Tanaka gebe, der dort Bürgermeisters war. Er habe ein tiefes Verständnis für mein Werk, würde mich unterstützen und bitte darum, mich bei Gelegenheit einmal treffen zu dürfen. Da ich mir gerade Gedanken darüber machte, wie man EM an die Kommunen verteilen könnte, traf ich Dr. Tanaka im Herbst jenen Jahres; seitdem sind wir freundschaftlich miteinander verbunden.

In seiner Amtszeit als Bürgermeister bat er mich jedes Jahr, in Wako einen Vortrag zu halten, und setzte sich aktiv für die Verbreitung von EM in dieser Stadt ein. Er war der Vorreiter bei der Verbreitung von EM in verschiedenen Gemeinden in ganz Japan. Außerdem initiierte er ein Diskussionsforum über die Verbreitung von EM in den Kommunen, und so verdanke ich es ihm, dass EM heute in einer Vielzahl von Gemeinden verbreitet ist. In Wako konnte erstmals nachgewiesen werden, dass der Einsatz der EM-Technologie die Entstehung von Dioxin in Müllverbrennungsöfen verhindern kann.

Neben der Verbreitung von EM1[1] setzte sich Dr. Tanaka auch aktiv für die Einführung von EM-X[2] in der Medizin ein. Obwohl damals kaum Antioxidationsmittel in der Therapie von Krankheiten eingesetzt wurden, hatte Dr. Tanaka das Prinzip von EM-X begriffen. Er misst EM-X, das keinerlei Nebenwirkungen hat, einen höheren Wert bei als jedem Medikament und etablierte für viele Krankheiten Therapien mit EM-X. In der Folge verfasste er für die Medizin bahnbrechende Bücher wie *Das wiedererstarkende Leben (1996)* oder *EM-X rettet das Leben* (deutsche Ausgabe: *EM-X · Über die heilende Kraft von Antioxidanzien aus Effektiven Mikroorganismen (EM))*, in denen er vielen Menschen eine überaus gute Botschaft brachte. Damit trug er auch zu einem positiven Urteil über EM-X in der Medizin bei. Dieses Wissen wird nun in den vielen Ländern, in denen sich EM bis heute verbreitet hat, bereits angewandt. Aufbauend auf diesen Erfolgen hat sich die EM-Medizin so weit entwickelt, dass es inzwischen schon ein internationales Symposium darüber gegeben hat. Seit der Gründung der Kernorganisation, der Forschungsgruppe für EM-X-Medizin, spielt Dr. Tanaka dort eine zentrale Rolle. Bis heute treibt er die EM-X-Medizin unermüdlich voran.

Seit seinem Abschied aus dem Bürgermeisteramt hat Dr. Tanaka als Ehrenvorsitzender mit Hilfe der EM-Technologie das Kreiskrankenhaus der Stadt Asaka (Präfektur Saitama bei Tokyo) von Grund auf renoviert sowie die Mahlzeiten und die Hygienekontrolle vollständig auf EM umgestellt. Außerdem unterstützt er dort durch die kostenlose Verteilung von EMa[3] an alle Besucher weiterhin aktiv die Verbreitung von EM.

Man muss wohl nicht mehr näher erläutern, warum dieses Krankenhaus seitdem sogar „das Wunderkrankenhaus" genannt wird. Es gibt keine andere Institution, die so viele klinische Daten zur EM-Medizin, einschließlich der Wirkung von EM-X, aufweisen kann. Auch der „Bericht über die Umfrage unter den Patienten, die EM-X eingenommen hatten" des Vorstandsvorsitzenden des Kreiskrankenhauses von Asaka, Jiro Tanaka (Kapitel 5), beweist, wie wirkungsvoll EM-X in die Therapie integriert werden kann. So etwas ist wohl kaum in anderen Krankenhäusern möglich. Ohne Dr. Tanaka, der das Prinzip der EM-Technologie verstanden hat, wäre es meiner Meinung nach tatsächlich unmöglich gewesen. Seine Philosophie kann man so zusammenfassen: „Wenn es um die Erde geht und um den Menschen, dann ist kein Risiko zu hoch" und „Schwierigkeiten soll man immer als Herausforderung annehmen."

In diesem Buch werden die Krankheiten für das Verständnis der Laien mit einfachen Worten erklärt sowie die Charakteristika des Einsatzes von EM-X deutlich gemacht. Ich hoffe, dass dieses Buch nicht nur für EM-Anwender, sondern auch für viele andere Menschen von großem Nutzen ist.

Die Zukunft der EM-Medizin

Im Jahre 1982 traten die Effektiven Mikroorganismen (EM) ihren Siegeszug als Technologie zur Lösung der schwierigen Probleme unseres heutigen Zeit an: Die moderne Landwirtschaft mit ihrem Fokus auf chemischer Düngung und Pestizide ist von Schädlingen in den Monokulturen geplagt; Salzablagerungen sind als Ursache der fortschreitenden Verwüstung erkannt, und in der Medizin mussten immer mehr resistente Bakterienstämme und Krankheitserreger bekämpft werden. Die EM-Technologie war bereits 1980 ausgereift, aber aus verschiedenen Gründen konnte sie noch nicht auf den Markt gebracht werden. Als ich aber dann eine Professur an der Ryukyu-Universität angenommen hatte, entschloss ich mich, die Vermarktung in Angriff zu nehmen. EM begann damals als eine Kombination von 81 Arten aus zehn Spezies von fünf Familien, unter anderen Milchsäurebakterien, Aktinomyzeten (Strahlenpilze), Hefen, Nattopilzen (zur Herstellung fermentierter Sojabohnen) und Photosynthesebakterien. Mit anderen Worten, die Entwicklung war am Anfang ein sehr einfacher Prozess, denn ich hatte sie aus den mehr als 2000 Mikroorganismen, die als nützlich bekannt waren und deren Unbedenklichkeit nachgewiesen war, einfach zusammengemischt. Da diese Mischung eine dramatische Wirkung zeigte, wenn man sie für die Feldfrüchte anwandte, hatte ich sie zur praktischen Anwendung freigegeben.

Als Gartenbauspezialist war ich ein absoluter Laie auf dem Gebiet der Mikroorganismen. Mir war alles recht, was unbedenklich, aber effektiv war. Deshalb war ich immer um eine Antwort verlegen, wenn man mich nach den Wechselwirkungen mit anderen Mikroorganismen befragte. Jetzt ist die kombinierte Wirkung der Mischung anerkannt, aber damals konzentrierte man sich auf die Wirkung einzelner Mikroorganismen. Es war allgemein bekannt, dass sie sich gegenseitig bekämpften, wenn verschiedene Arten zusammengemischt wurden, und damit die Wirkung aufgehoben wurde.

Tatsächlich gibt es dafür viele Beispiele: Wenn man Mikroorganismen einzeln kultiviert und dann eine fremde Bakterie eindringt, nennt man das Kontamination. Weil dadurch die Kultur misslungen war, folgerte man daraus, dass die Kombination von Mikroorganismen unmöglich sei. Als ich damals die Professur bekam, entschloss ich mich, Theorien beiseitezulassen, diese beobachtete Effektivität aber weltweit zur Diskussion zu stellen.

In der praktischen Anwendung errang ich Sieg um Sieg und ich kann mich noch sehr gut an meine damalige gehobene Stimmung erinnern. Um die Unbedenklichkeit von EM zu betonen,. kam es häufig vor, dass ich bei Konferenzen und bei Versammlungen vor Landwirten eine viertel, ja sogar eine halbe Tasse EM1 leerte. Besonders bei den einwöchigen öffentlichen Vorträgen an der Universität trank ich dann sogar täglich eine halbe Tasse davon.

Da ich damals einen vollen Terminkalender hatte, war ich in einem gewöhnlichen Jahr nach dieser Vortragswoche extrem erschöpft und musste mich erholen. Aber aus unerfindlichen Gründen wurde ich nach dem Genuss von EM1 von Tag zu Tag munterer. Außerdem bemerkte ich, dass ein Schleudertrauma, das ich mir bei einem Verkehrsunfall zugezogen hatte, am darauffolgenden Tag fast verschwunden war. Aber nicht nur das! Periodisch auftretende Gerstenkörner, Allergien und bis ins Gesicht aufblühende Pickel waren ebenfalls fast verschwunden.

Seit diesen Erlebnissen trinke ich weiterhin EM1 – als Agrarwissenschaftler, mit dem man zufrieden ist, da er „etwas erfunden hat, das nicht nur für die Kultivierung der Feldfrüchte extrem effektiv ist, sondern das auch für die Gesundheit des Menschen sehr gut ist". Seltsam ist dabei, dass ich seitdem nicht ein einziges Mal krank war. Die mehrmals jährlich auftretenden schlimmen Erkältungen gehören der Vergangenheit an. Die Termine in meinem ziemlich vollen Kalender nehme ich mit Leichtigkeit wahr. Inzwischen bin ich absolut davon überzeugt davon, dass EM in der Gesundheitspflege ebenfalls sehr wirkungsvoll eingesetzt werden kann.

Stichwort EM – 1. Antioxidation und die Herstellung einer Symbiose

Durch die voranschreitende Verbreitung der Effektiven Mikroorganismen wurde ich zur Zielscheibe für die Angriffe vieler Mikrobiologen, die Einwände verschiedenster Art erhoben. Deshalb konnte ich mich nicht mehr länger hinter dem Deckmäntelchen des Laien in Sachen Mikroorganismen verstecken; ich musste den Mechanismus hinter den Wirkungen dieser Mischung aufklären. Wenn man sich an die Fakten hält, so lässt sich das ganz einfach erklären: Untersucht man EM, so befinden sich in ein und derselben Flüssigkeit aerobe und anaerobe Mikroorganismen, sowohl Bakterien als auch fermentaktive Pilze. Ihre Effektivität ist auch über Jahre hinweg stabil. Es wurde klar, dass die verschiedenen Arten von Mikroorganismen miteinander eine Symbiose eingingen, und solange genügend Futter vorhanden ist, können sie mehr als zehn Jahre aktiv bleiben.

Ein berühmter koreanischer Mikrobiologe fragte mich, nachdem er sich selbst von dieser Tatsache überzeugt hatte: „Verraten Sie mir doch bitte das Geheimnis, die geniale Methode, mit der Sie EM geschaffen haben." Darauf antwortete ich ihm: „Es war eine Zufallserfindung: Da es mir lästig war, nach der Überprüfung der mehr als 2000 Arten von Mikroorganismen auf ihre Sicherheit hin diese zu entsorgen, vermischte ich sie mit den Resten der Melasse, schüttete sie zusammen in eine Plastikflasche und voilà! – da hatte ich das fertige Produkt. Man könnte auch sagen, ich hatte Glück, da zufällig die Anwendung dieses Gemisches gute Ergebnisse brachte. Allerdings haben spätere Forschungen auf Phänomene hingewiesen, die zum derzeitigen Allgemeinwissen und den Forschungsmeinungen in Widerspruch stehen. Am wichtigsten ist allerdings, dass, ganz gleich ob aerob oder anaerob, die Antioxidantien produzierenden Mikroorganismen bei ausreichender Nahrung über die Arten, Klassen und Stämme hinweg zusammenleben können. Damit eine Symbiose entstehen kann, müssen die Ausscheidungen der einen Art Nahrung für die andere sein. Es erwies sich als ein Glücksfall, dass sich unter den Mikroorganismen in meiner Mischung Photosynthesebakterien befanden – deren Photosynthese übrigens ganz anders als bei den Pflanzen funktioniert –, so dass sich die Symbiose etablieren konnte. Dies bedeutet, mit ihrer schöpferischen Kraft produzieren die Photosynthesebakterien Zucker und Aminosäuren aus den von den Milchsäurebakterien, Hefen und anderen Aerobiern als Stoffwechselprodukten ausgeschiedenen Methangasen, Schwefelwasserstoffen, Ammoniak usw. als ihrem Futter. Zucker und Aminosäuren wiederum sind Nahrung für die Aerobier. Deshalb hält EM mit wenigen Fremdbakterien mehrere Jahre lang. Es kann auch nach mehr als zehn Jahren noch ohne Wirkungsverlust verwendet werden (die Aktivierung der Wirkung dauert nur zwei- bis dreimal so lang).

Zu Anfang glaubte ich noch, dass die Wirkungsweise der Effektiven Mikroorganismen direkt mit den Aktivitäten der einzelnen Mikroorganismen zusammenhing, aber es stellte sich heraus, dass selbst wenn man sie in einen Autoklaven zur Dampfdrucksterilisation gab, die Wirkungsweise danach erhalten geblieben war. Dadurch wurde klar, dass diese Wirkung auf der Antioxidationskraft beruhte. Die Vielfalt der von den EM produzierten Antioxidantien führt trotz ihrer verhältnismäßig geringen Mengen zu ungeahnten Wirkungen.

Des Weiteren wurde deutlich, dass viele dieser Antioxidantien eine hohe Hitzebeständigkeit aufweisen (Polysaccaride, Peptide etc.) und die Fähigkeit haben, chemische Verbindungen aufzubrechen. Sie können Superoxide eliminieren, d.h. sie lösen viele Reaktionen des Enzyms SOD (Superoxiddismutase) aus, und gleichzeitig eliminieren sie nicht nur das Hydroxylradikal (H_2O_2), sondern auch andere freie Radikale im Körper. Außerdem wurde nachgewiesen, dass dadurch die Aktivitäten der Enzyme Katalase, Glutathion-Peroxidase und Ascorbinsäure-Peroxidase etc. gesteigert werden. Auf der Basis dieser Ergebnisse wurde EM-X geschaffen, das inzwischen mit verbesserter Wirkung als *EM-X GOLD* vermarktet wird.

Stichwort EM – 2. Deionisation

Bei der Erforschung von EM entdeckten wir immer mehr Phänomene, die nicht mit der allgemeinen Antioxidationskraft erklärt werden konnten. So wird zum Beispiel Dioxin zersetzt, statische Elektrizität verringert, Schwermetalle werden unschädlich gemacht, Wasserstoffmoleküle aktiviert und giftige chemische Reaktionen verhindert.

Da mehr als die Hälfte dieser Phänomene Reaktionen mit freien Radikalen sind, können sie zum Teil auch mit der Antioxidationskraft erklärt werden. Aber viele Beispiele, wie z.B. die Ausleitung von Dioxin, Schwermetallen und Asbest aus dem Körper, der bemerkenswerten Abnahme von statischer Elektrizität in einer Fabrik, der einfachen Entfernung von durch Elektroströme festgebackenem Schmutz, und der Tatsache, dass diese Probleme danach nicht mehr auftreten, können nur durch einen Elektronenaustausch erklärt werden.

Wenn ich das einmal am Beispiel des Wassers erklären darf: Im Wasser – H_2O – gibt es positive und negative Elektronen, und zwischen H und OH gibt es eine Partialladung von 2:1, so dass ein positives Wassermolekül aktiv wird. So entstehen die Wasserstoffbrücken und dieses Phänomen unterstützt auch die Löslichkeit anderer Stoffe im Wasser.

Im Allgemeinen passiert bei der Verschmutzung von Wasser durch Chemikalien oder Schwermetalle Folgendes: Da die Wasserstoffmoleküle beweglich sind, gehen diese Stoffe eine Verbindung mit ihnen ein und ionisieren sie (legen eine Spannung an). Weil nun die Wasserstoffatome und

-moleküle den Ausgleich suchen, wenn sie ionisiert werden, sind die Verunreinigungen extrem schwierig und nur unter hohen Kosten zu beseitigen. Außerdem entstehen bei einem solchen Reinigungsprozess sehr viele freie Radikale. Weil diese darüber hinaus noch aktiviert werden, kommt es zum Ionenaustausch, wenn diese freien Radikale von Pflanzen und Tieren eingeatmet werden. Da die Schwermetalle, Dioxin, Asbest etc. durch elektrisch geladene Verbindungen im Körper gespeichert werden, wird ihre Information von den Eltern an die Kinder weitergegeben, als ob sie von Generation zu Generation genetisch vererbt würden. Unglücklicherweise passiert das auch bei schlimm mit Schwermetallen und Chemikalien belasteten Eltern, wenn deren Gene (die DNA) selbst keine Anomalien aufweisen. Die DNA des ersten Kindes wird dann beschädigt und die Wahrscheinlichkeit ist hoch, dass es schwer krank oder behindert zur Welt kommt. Man kann behaupten, dass die Schadstoffbelastung der Eltern dem Kind „die Zukunft raubt".

Wenn man aber ein stark verschmutztes Gewässer mit EM behandelt, verschwindet bei einer bestimmten Konzentration, d. h. wenn ein bestimmter Anpassungspunkt erreicht ist, die elektrische Ladung der Wassermoleküle. In der Folge lösen sich die zwischen den Wassermolekülen angesiedelten Schadstoffe und werden in einen reaktionsneutralen Zustand gebracht. Danach sinken sie je nach Gewicht ab, bilden Schichten, eine Hydrolyse findet statt und sie werden unschädlich. Deshalb beruht die allumfassende Reinigungskraft von EM im Wasser auf ihrer deionisierenden Wirkung in Kombination mit der im vorherigen Kapitel dargelegten katalytischen antioxidativen Kraft.

Stichwort EM – 3. Wiederbelebende Schwingungen (Gravitationswellen)

Bei der intensiveren Erforschung der Effektiven Mikroorganismen beobachteten wir weitere Phänomene, die weder mit den bisher beschriebenen antioxidativen noch den deionisierenden Fähigkeiten erklärt werden konnten. Ein Beispiel dafür sind die Versuche in dem Gebiet in Weißrussland, das durch den Atomunfall in Tschernobyl verstrahlt wurde. Ein Feld, auf dem eine genügend große Menge EM ausgebracht wurde, wies einen

17

jährlich Rückgang der Strahlungsbelastung um 15 % auf. Bei einem Versuch in der Ukraine, in Tschernobyl selbst, nahm die Strahlungsbelastung um 30 % jährlich ab.

Eine Maus, die mit einer tödlichen Dosis bestrahlt worden war, überlebte nach der Gabe von EM-X, und selbst verschiedene strahlungsbedingte Schäden waren verschwunden. Da die Kinder im diesem Gebiet von Weißrussland die verstrahlten Agrarprodukte essen, sind sie natürlich innerlich verstrahlt. Bei einer Strahlenbelastung des Körpers von mehr als 30 Bequerel nimmt die Immunkraft dramatisch ab. Die Ergebnisse eines Versuches, bei dem Kinder mit einer Strahlenbelastung von mehr als 100 bis 200 Bequerel 40 Tage lang täglich 10 bis 30 ml EM-X zu trinken bekamen, zeigen, dass bei allen die Belastung auf unter 30 Bequerel zurückging. Bei mehr als der Hälfte der Kinder sogar bis auf ein Niveau, das nicht mehr im Körper nachzuweisen ist. Seltsamerweise war – wie durch ein Wunder – auch ein Jahr später bei diesen Kindern keine erneute Zunahme der Strahlenbelastung festzustellen.

Diese Versuchsreihe wurde mit Unterstützung des Staatlichen Weißrussischen Instituts für Strahlungsforschung durchgeführt, aber niemand, der nicht daran beteiligt war, glaubte uns. Die den Kern von EM bildenden Photosynthesebakterien erholen sich auch von einem Sterilisationsprozess von 100 bis 200° C im Autoklaven, oder von einer Heißluftbehandlung bei 250 bis 300° C in etwa sieben bis zehn Tagen.

Als nächstes probierten wir Folgendes aus: Wir mischten EM in Ton, brannten die Masse bei 500° C und setzen damit eine keimfreie Kultur an. Zwei Wochen später tauchten in dieser Kultur wieder Photosynthesebakterien auf.

Das Brennen bei 500° C kommt dem Brennen von unglasierter Keramik gleich. Wir glaubten, dass die Mikroorganismen überlebt hatten, weil sich die Struktur des Tons nicht verändert hatte. Also brannten wir den Ton im nächsten Versuch bei 1200° C und machten den Test noch einmal. Zwar dauerte es etwas länger, aber schließlich zeigten sich die Photosynthesebakterien wieder in der Nährlösung. Als wir diese Ergebnisse bei einer Konferenz vorstellten, reagierte man darauf mit Kommentaren wie „Das muss ein Fehler gewesen sein" oder „Das kann man einfach nicht glauben". Aber keiner unserer japanischen Kollegen überprüfte die Ergebnisse.

Beim Brennen ist der Unterschied zwischen 500°C und 1200°C substantiell. Wie bereits gesagt, ändert sich die Struktur des Tons bei 500° C nicht, aber ab 800° C schmilzt Ton und wird wie Glas. Da er sich bei 1200° C vollständig verflüssigt, geht seine ursprüngliche Struktur verloren. Wir haben viele ausländische Kollegen in der Wissenschaft, die von EM überzeugt sind und die diese Ergebnisse verifiziert haben.

Inzwischen ist es schon allgemein bekannt, dass auch in der Tiefsee, in mehr als 3000 m Tiefe und bei über 300° C, d.h. in hydrothermalen Ablagerungen und bei einem Druck von 300 bar, Mikroorganismen existieren. Es scheint bereits bewiesen, dass es selbst in der Magma Mikroorganismen gibt.

Auf der Basis dieser Ergebnisse haben wir eine mit EM angereicherte Keramik entwickelt, die zum Energiesparen, im Tiefbau, bei Funktionsmaterialien, im Hochbau usw. eingesetzt wird. Außer der Fähigkeit, Schäden durch Elektromagnetismus und Strahlen zu verringern, ist erwiesen, dass damit Phänomene wie Elektrostatik, elektromagnetische Wellen oder Wärme besser genutzt werden können. Die Wirkung von EM auf diesem Gebiet hat bereits ein Niveau erreicht, mit dem der praktische Einsatz möglich wird.

Solche Tatsachen verstoßen allerdings gegen das Gesetz der Entropie. Dieses in der EM-Technologie beobachtete Phänomen kann man als eine Art Revitalisierung bezeichnen. Durch die Resonanz mit verschiedenen Energien und Schwingungen hat EM die Fähigkeit, diese unschädlich zu machen und in Energie zu verwandeln. Dies wird in der naturwissenschaftlichen Welt noch zu diskutieren sein, aber ich erkläre es hypothetisch mit der Wirkung von Gravitationswellen. Ohne die Hilfe des Begriffes der Gravitationswellen kann man meines Erachtens diese Phänomene nicht erklären.

Von EM-X zu EM-X Gold

Zu Beginn der Entwicklung von EM-X war die Gesamtstruktur von EM, wie ich sie bis hierher erläutert habe, noch nicht klar. EM-X wurde durch die Konzentration von direkt und indirekt Antioxidantien produzierendem EM hergestellt. Als Nahrung für die Mikroorganismen verwendeten wir Produkte, die selbst reich an Antioxidanten sind, wie Reisspelzen und -hülsen, Vollkornreis, Papaya, Seetang etc., und stellten eine Art von fermentiertem Wellnessgetränk her. Schon auf diesem Niveau war es ziemlich effektiv, aber eine Gruppe von Leuten aus meinem Umfeld stellte ein dem EM-X ähnliches Produkt her, wodurch einige Verwirrung unter gutgläubigen Nutzern entstand.

Nun besteht der entscheidende Effekt von EM-X aber nicht darin, dass das Rohmaterial Antioxidantien enthält, sondern dass die Effektiven Mikroorganismen selbst über einen funktionierenden Antioxidationsmechanismus verfügen. Ehe wir es uns versahen, wurde EM-X mit einem einfachen, wenngleich aus guten Rohstoffen hergestellten fermentierten Getränk verwechselt, das angeblich besser wirken sollte als EM-X. Und es kamen sogar Nachahmerprodukte aus Ginseng oder Wollmispel[4] auf den Markt.

Um solche Missverständnisse aus dem Weg zu räumen, wurde vor drei Jahren (2005) der Herstellungsprozess von EM-X stark verbessert. Wir stellten die Zutaten neu zusammen, so dass sich die Wirkung verstärkt, wenn es erwärmt wird. Die Schwingungsebene erhöhte sich um mehr als das Doppelte gegenüber dem ursprünglichen EM-X, was beispielsweise durch MRA-Messungen oder kinesiologische Tests nachgewiesen wurde. Darüber hinaus konnten wir erklären, dass beim Nachahmerprodukt die Wirkung abnimmt, wenn es erhitzt wird.

Dieses schwingungserhöhte EM-X war noch wirkungsvoller als die ursprüngliche Version und es gibt darüber viele klinische Berichte, so dass man es für ein fast perfektes Produkt halten kann. Zwar hat es eine durchschlagende Wirkung bei verschiedenen schweren Erkrankungen, aber trotzdem wollte ich die Antioxidationskraft, die Deionisierungswirkung und die regenerativen Schwingungen des gesamten EM-X noch weiter erhöhen, damit es noch wirkungsvoller würde.

Um dies zu erreichen, gingen wir dazu über, einen mit Korallenkalzium und Mineralien angereicherten Hefeextrakt als Nahrung für die Mikroorganismen zu nehmen, und es gelang uns, die Schwingungen noch einmal um das 5- bis 6-fache des bisher als das beste angesehene und vertriebene EM-X zu steigern. Im Ergebnis war es uns gelungen, ein auf der ganzen Linie sehr viel besseres Produkt als das (alte) EM-X herzustellen – und dabei auch noch die Kosten zu senken.

Es gibt Menschen, die EM-X und EM-X Gold als zwei verschiedene Produkte missverstehen. Dabei ist – einfach ausgedrückt – nur die Qualität von EM-X um das 5- bis 6-fache verbessert worden. Deshalb sind die bisherigen Informationen über EM-X nicht ungültig geworden, sondern man kann eher von einer zu begrüßenden Entwicklung sprechen, in der es mit bahnbrechenden Wirkungen aufgewertet wurde. Deshalb bitte ich Sie, werte Leser, beim Lesen dieses Buches daran zu denken, dass die Berichte ebenso für das funktionsverstärkte EM-X Gold gelten (vgl. auch Kapitel 6).

Die Geburt der Syntropie-Medizin

Wie schon erwähnt, verhindern die Effektiven Mikroorganismen nicht nur die weitere Zunahme von Entropie, sondern lösen auch fest verbundene Verunreinigungen und haben eine wiederbelebende Kraft, mit der alles wieder nutzbar gemacht werden kann. Da diese Phänomene weit von Entropie entfernt sind, benutze ich zur Erklärung der vielfältigen Wiederbelebungsphänomene durch EM gern das Wort „Syntropie".

Das „Syn" ist dem Begriff „Photosynthese" entnommen und weist hier auf die Fähigkeit hin, im Dickdarm mit Hilfe von Energie aus anorganischem Material organisches herzustellen, ist also mehr als eine reine Synthese. Auch die Photosynthese, die treibende Kraft des Lebens auf der Erde, kann als ein Phänomen der Syntropie bezeichnet werden. Demzufolge ist Syntropie-Medizin eine Heilkunst, durch die jedwede Verunreinigung im Körper unschädlich gemacht werden kann, die wiederbelebenden Energien (Gravitationswellen) der Zellen verstärkt werden, die Ordnung im lebenden Körper wieder hergestellt wird, so dass dieser normal funktionieren kann.

EM-X Gold verfügt auch über eine homöopathische Wirkung. Es wurde nachgewiesen, dass es die Immunkraft stärkt, Krebszellen zerstört und gleichzeitig gesunden Zellen aktiviert. Des Weiteren werden durch die Einnahme von EM-X Gold der Zusammenhalt der Zellen und des Gewebes gestärkt und Schäden repariert. Auch konnte gezeigt werden, dass die Fähigkeit steigt, alle Zellen von den Nervenzellen bis hin zu denen, die für den Stoffwechsel zuständig sind, zu verbinden.

Da außerdem die Immunkraft beachtlich gesteigert wird und EM zudem gegen Viren wirksam ist, bekommen die Menschen, die EM in ihr Alltagsleben integriert haben, keine Grippe mehr, und ihre Lebensqualität lässt nichts zu wünschen übrig. Interessant ist in diesem Zusammenhang, dass auch bei der Vogelgrippe (ebenfalls eine Viruserkrankung) eine bemerkenswerte Wirksamkeit nachgewiesen werden konnte. Es sind auch Beispiele dafür bekannt, dass durch die Kombination der oben bereits beschriebenen antioxidativen, deionisierenden und wiederbelebenden Kräfte der Effektiven Mikroorganismen Verunreinigungen im Körper sehr schnell ausgeschieden werden und sich alle Körperfunktionen regenerieren.

Wenn ich abschließend die Ergebnisse der bereits angewandten Syntropie-Medizin zusammenfassen darf, ergibt sich folgendes Bild:

1. Der Hepatitis C-Virus wird eliminiert und die Leber erholt sich wieder. Auch bei anderen Leberentzündungen wurde eine ähnliche Wirkung festgestellt.
2. Patienten mit Krebs im Endstadium, die nicht mehr unter ärztlicher Aufsicht standen, konnten zu einem erstaunlichen Maß ihre Gesundheit wieder zurückerlangen.
3. Durch den Lebensstil bedingte Atopien, Allergien etc. legen sich durch die Umstellung des Lebens auf EM vergleichsweise leicht.
4. Der Fortschritt von psychischen Krankheiten wie z.B. Alzheimer, aber auch Muskelkrankheiten wie Parkinson kann nicht nur gestoppt werden, sondern es sind auch viele Fälle bekannt, in denen sich die Patienten bis zur Normalität wieder erholten. Die körpereigenen Stammzellen werden also ebenfalls aktiviert.
5. Auch von Viren oder anderen Mikroorganismen verursachte ansteckende Krankheiten und Parasiten lassen sich unterdrücken.
6. Die Anti-Aging-Wirkung ist bemerkenswert, da jedwede exzessive Reaktion von freien Radikalen unterbunden wird und Funktionen der Zellen, Organe und der Nerven sich normalisieren.
7. Heute ist die Medizin verzweifelt auf der Suche nach einem Mittel gegen einen neuen hochansteckenden Grippevirus, der von der Vogelgrippe abstammt. Gegen den hochansteckenden Vogelgrippe-Virus aus Asien (H5N1) ist die bemerkenswerte Effektivität von EM bereits nachgewiesen. Deshalb ist es auf jeden Fall nötig, sich bewusst zu sein,

dass ein trinkbares EM1 und EM-X Gold hier schon sehr effektiv wirken könnten. Im Falle eines Falles könnte sogar schon mit der Einnahme von dem für landwirtschaftliche Zwecke entwickelten EM1, mit EMa, oder auch mit einer EM-fermentierten Flüssigkeit das Schlimmste verhindert werden.

1   **EM1** ist der Name des weltweit vertriebenen Produkts.
2   **EM-X** ist ein Konzentrat der Stoffwechselprodukte der Effektiven Mikroorganismen. Es wurde bis 2008 unter diesem Begriff vermarktet. Seit 2009 heißt es weltweit **EM-X Gold**.
3   **EMa** steht für *EM aktiviert*. In der Regel wird die Basislösung der Effektiven Mikroorganismen, **EM1,** über sieben Tage mit Wasser und Zucker unter Luftabschluss fermentiert, um eine preisgünstige einsatzfähige Lösung zu gewinnen.
4   Japanische Mispel *(Eriobotrya japonica)*

Kapitel 1

Aus meiner Kolumne „Spitzenmedizin"

Im Städteverbund von Wako, wo sich mein Forschungsinstitut befindet, und vier weiteren Städten der Umgebung (insgesamt 510.000 Einwohner) kommt einmal monatlich ein Bürgerblatt, die *Neuesten Bürgernachrichten,* heraus. Seit acht Jahren greife ich jeden Monat in meiner dort erscheinenden Kolumne aktuelle medizinische Themen auf. Die drei Artikel, auf die ich die meisten Reaktionen erhielt, möchte ich meinen Ausführungen voranstellen.

„Spitzenmedizin" Folge 28: Effektive Mikroorganismen erhöhen den Anteil der guten Mikroben im Darm

EM1 wurde zunächst entwickelt, um durch die Erhöhung des Anteils an effektiven Mikroorganismen im Boden ergiebigere Ernten zu erhalten. Die in dieser Flüssigkeit enthaltenen und auf Melasse kultivierten Mikroben sind auch für den menschlichen Körper nützlich. Deshalb äußerte der Erfinder, Professor Teruo Higa von der Ryukyu-Universität (jetzt Professor Emeritus und Professor der Meio-Universität) immer wieder seinen Wunsch, dass diese Mikroorganismen auch in der Gesundheitspflege des Menschen eingesetzt würden.

Wenn Professor Higa für seine landwirtschaftlichen Seminare nach Südamerika oder Südostasien reist, hat er immer eine Flasche EM1 dabei. Er behandelt damit sein Trinkwasser, versprüht etwas davon auf seinen Salat und trinkt es mehrmals täglich, um einer Lebensmittelvergiftung vorzubeugen. Er predigt immer: „Die Effektiven Mikroorganismen verhindern auf ökologische Art und Weise die mikrobiologische Umweltverschmutzung und reinigen die gesamte Umwelt. Wenn man sie auch in die Getränke und Speisen gibt, überwiegen sowohl in der Darmflora als auch im ganzen Körper bald die *guten* Mikroorganismen."

Bei der Herstellung von EM1 werden mehr als 80 Arten von sowohl anaeroben als auch aeroben Mikroben zusammengebracht. Die Ausscheidungen der einzelnen Mikrobenstämme werden zur Nahrung für die anderen und so können sie in einer Symbiose zusammenleben.

Da neben Kohlenwasserstoffen wie z. B. Methan, Ammoniak, Schwefelwasserstoffen und anderen schädlichen Substanzen auch Lipidperoxide und alle Arten von chemischen Stoffen als Futter verwertet werden, sind diese Mikroorganismen fähig, Industrieabfälle und anderen Schmutz zu entsorgen. Das können sie auch in unserem Körper: Die „schlechten" Mikroben in unserem Darm sowie die Erreger von Lebensmittelvergiftung sind Futter für die Effektiven Mikroorganismen und werden so eliminiert. Da diese *schlechten* Mikroben enorm starke Oxidantien ausscheiden und auf diese Weise sehr viele Krankheiten auslösen, eignet sich das EM sehr gut als Vorbeugung gegen diese Krankheiten.

EM-X ist nichts weiter als die aus dem EM herausgefilterten und konzentrierten Antioxidantien. Inzwischen gibt es ja immer mehr Ärzte, die den Darm mit EM1 sanieren und die Körperzellen mit EM-X unterstützen, um so verschiedene Krankheiten zu therapieren. Das freut mich sehr, da ich selbst ja sehr früh auf die Effektivität von EM aufmerksam wurde. Ich habe große Erfahrung in der EM-Therapie und empfehle jetzt mit großem Selbstvertrauen die Effektiven Mikroorganismen wegen ihrer positiven Wirkungen auf die Gesundheit. Außerdem habe ich in meiner Amtszeit als Bürgermeister auch viele Versuche mit dem Einsatz von EM bei Reinigungsarbeiten gemacht. So begann ich zum Beispiel im Kreiskrankenhaus der Stadt Asaka, wo ich damals den Vorstandsvorsitz innehatte (derzeit Ehrenvorsitzender), mit der Aufstellung eines großen EM-Fermenters EMa (nicht zum Trinken geeignet) kostenlos zu verteilen, damit es sowohl im als auch außerhalb des Krankenhauses bis in die Haushalte hinein in der Reinigung eingesetzt würde.

Im Kreiskrankenhaus von Asaka und im Forschungsinstitut für präventive EM-X-Medizin liegen auch Broschüren über die korrekte Anwendung von EM aus. Das Anwendungsspektrum erstreckt sich vom Geschirrspülen über Wäschewaschen, Fenster- und Bodenputzen, also allen Reinigungsarbeiten, bis zum Vertreiben schlechter Gerüche in der Toilette, der Behandlung des Bioabfalls und der Gerüche von Haustieren, dem Einsatz im Küchengarten; man kann EM aber auch in die Abflussrohre in der Küche und der Toilette geben, um das Abwasser und die Abwasserrohre zu reinigen. Ich hoffe, dass sich auf diese Weise von den Haushalten ausgehend allmählich die ganze Region an der Rettung der Umwelt beteiligt.

„Spitzenmedizin" Folge 31: Beispiel für die Besserung eines diagnostizierten Brustkrebs im Endstadium

Vor ziemlich genau zehn Jahren begann ich mit der Einführung von EM-X in meiner Klinik. In dieser Zeit habe ich es oft erlebt, dass Patienten wieder von Brustkrebs genesen sind. Aber diesmal hatte ich den sehr seltenen Fall, dass eine Patientin, bei der Brustkrebs im Endstadium mit Metastasen im ganzen Körper diagnostizierte wurde, sich wieder erholte.

Ihre Schwägerin hatte mein Buch *EM-X rettet Leben* (deutsche Ausgabe: *EM-X · Über die heilende Kraft von Antioxidanzien aus Effektiven Mikrooranismen (EM)*) gelesen und schrieb mir daraufhin einen Brief. „Bei meiner Schwägerin, die sonst so fröhlich und eine wunderbare Frau mit zwei kleinen Kindern ist, wurde Brustkrebs im Endstadium diagnostiziert. Als allerletzte Hoffnung bitte ich Sie darum, sie einmal zu untersuchen."

Sehen wir uns diesen Fall, wie er im Brief geschildert wird, genauer an: Im Sommer vorletzten Jahres ließ sich Frau M. (40) im Krankenhaus untersuchen, da sie sich wegen einer Verhärtung an der rechten Brust Sorgen machte. Die Ultraschalluntersuchung ergab eine Mastitis. Danach wurde die Verhärtung größer und schwoll rot an. Im Frühling des letzten Jahres ging sie deswegen zu einer Universitätsklinik. Auch dort wurde eine Mastitis diagnostiziert und man sagte ihr, sie solle wiederkommen, wenn sie Schmerzen habe. Da sie aber zwei kleine Kinder zu versorgen hatte, schaffte sie es erst wieder dieses Jahr im Sommer, sich untersuchen zu lassen. Die Schwellung war noch größer und rot-schwarz geworden. Als sie am 10. Juli wieder in die Universitätsklinik ging, sagte der untersuchende Arzt ihr unverblümt ins Gesicht: „Das ist Krebs. Der muss mit Krebsmitteln behandelt werden und wenn der Tumor kleiner geworden ist, wird operiert." Frau M. war verwirrt und misstrauisch. Auf Empfehlung einer Bekannten ließ sie sich in einem anderen Krankenhaus in Tokio untersuchen. Dort rief man die Familie zusammen und eröffnete ihr, „die Ergebnisse der Gewebeuntersuchung hätten ergeben, dass es sich um einen bösartigen Tumor, Brustkrebs im IV., also im Endstadium handle, der bereits im ganzen Körper Metastasen gebildet hatte. Die Patientin habe noch etwa ein halbes Jahr zu leben."

Daraufhin baten mich ihre Schwiegereltern um Rat. In diesem Fall verschrieb ich täglich dreimal 100 ml EM-X. Am 27. Juli begann Frau M.

mit dem Trinken von EM-X, und sie freute sich, dass es ihr gut schmeckte. Da im Krankenhaus in Tokio nicht operiert werden konnte, ließ sie
sich am 30. Juli in einem Krankenhaus in Atami untersuchen. Seltsamerweise zeigten die Untersuchungen dort keine Metastasen mehr, außer an
den Lymphknoten. Zumindest Knochen, Lunge und Leber waren nicht
befallen. Allerdings machte man sich Sorgen, dass sich die Metastasen eines
solch großen Tumors versteckt haben könnten. Also untersuchte man die
Patientin genauer, aber auch diese Tests erbrachten das gleiche Ergebnis:
keine Metastasen in den genannten Organen. Sie begegnete dort einem
gutmütigen und vertrauenswürdigen Arzt, unter dessen Aufsicht sie parallel zur Behandlung mit Krebsmitteln weiterhin EM-X trinkt.

Im Dezember darauf erfuhr ich, dass die betroffene Stelle, die früher
rot-schwarz und hart gewesen war, jetzt weich war und fast wieder die
Hautfarbe angenommen hatte. Der Tumor war von 18 auf 3 cm geschrumpft.
Der Arzt sei über dieses Wunder erstaunt und meinte, dass man nun operieren könne, was aber völlig unnötig wäre. Die Patientin freute sich auch
darüber, dass das durch die Krebsmittel ausgefallene Kopfhaar schneller
als üblich nachgewachsen war. Ich selbst glaube, dass die Balance zwischen
der Hormontherapie, den Krebsmitteln und EM-X genau richtig war.

In vielen Fällen kann sich ein Patient auch von Krebs im Endstadium
erholen, wenn er täglich mehr als 200 bis 300 ml EM-X trinkt. Man sollte also nicht zu früh aufgeben. Ich glaube, dass bei dieser Patientin das
Ergebnis noch weiter verbessert werden könnte, wenn sie sich von Lebens-
mitteln mit antioxidativer Wirkung ernähren und weiterhin EM-X trinken
würde.

„Spitzenmedizin" Folge 32: Beispiel für die Besserung von Parkinson durch EM-X

Bei der Parkinson-Krankheit wird ein Teil der Nervenzellen befallen, der
die unbewusste Spannung und Bewegung der Muskeln kontrolliert. Die
Krankheit bricht aus, wenn der Botenstoff Dopamin nicht mehr in ausreichender Menge vorhanden ist. Die Ursachen dafür sind unbekannt, und
die Krankheit tritt meist erst ab einem Alter von 50 Jahren auf. Sie befällt
in einem Verhältnis von 1,5 zu 2 eher Frauen als Männer. Charakteristisch

sind das Zittern der Hände, Füße und des Kopfes, Muskelverspannungen und die verlangsamten Bewegungen. Bei fortschreitender Krankheit kommt oft noch Demenz hinzu. Es wurden bereits verschiedene Parkinson-Mittel entwickelt, aber bisher gilt es als schwierig, den Fortschritt der Parkinson-Krankheit zu stoppen.

Ende letzten Jahres berichtete mir jedoch ein Parkinson-Patient, der seit mehreren Jahren schon EM-X trinkt, dass bei ihm eine Besserung eingetreten sei. Es handelt sich um Herrn N., der in der Stadt Kamaishi in der Präfektur Iwate lebt. Die Details des Krankheitsverlaufes erzählte mir seine Frau: „Mein Mann begann im März des Jahres 2000 EM-X einzunehmen." Kurz davor war ein Vortrag des Erfinders des EM-X, Professor Teruo Higa, in Kamaishi organisiert worden, und dort hatte er mein Buch gekauft. EM-X wurde allerdings ursprünglich für seine Frau bestellt, da sie Magen-Darm-Probleme hatte. „Mir wurde gesagt", fuhr sie fort, „dass für den Magen-Darm-Trakt die parallele Einnahme von EM-X und EM1 gut wäre, aber da ich Saures nicht gerne mag, trank ich nur EM-X. Mein Magen-Darm-Problem wurde gänzlich geheilt, aber bei meinem Mann wurde 2001 die Parkinson-Krankheit diagnostiziert. Sofort holten wir uns bei Dr. Tanaka Rat und erfuhren, dass er täglich dreimal jeweils 20 ml trinken sollte. Jetzt trinkt er täglich dreimal 30 ml."

Dem Patienten, der auch herzkrank war und schon einmal einen Zerebralinfarkt gehabt hatte, zitterten damals die Hände und die Füße, und man dachte zunächst, dass dies Spätfolgen des Hirninfarktes seien. Dann konnte er sich aber nur noch mit Schwierigkeiten im Haus fortbewegen. Es war so schlimm, dass alles, was sich auf dem Tisch befand, herunterfiel, wenn er sich zitternd daran festhielt. Deshalb ließ er sich im Krankenhaus untersuchen. Bei dem damals 83-Jährigen wurde im Mai 2001 Morbus Parkinson diagnostiziert.

Er wurde sogar bettlägerig, aber der inzwischen sogar an Demenz leidende Patient trank weiterhin EM-X. Etwa ab August, als sein Haar wieder schwarz geworden war, erholte er sich Stück für Stück. (Bei einem von 13 Menschen, bei denen EM-X gut anschlägt, wird sogar weißes Haupthaar wieder schwarz.) Er begann wieder aufzustehen, und im Februar des folgenden Jahres konnte er die Hände und Beine wieder bewegen, so dass er aus dem Krankenhaus entlassen wurde. Zu Hause kommt eine Pflegekraft zum Baden, und er kann das gemütliche Bad wieder genießen. Auch die Demenz ist verschwunden; jetzt wird er täglich zur Rehabilitation in einer Tagesklinik abgeholt. Er braucht zwar einen Stock, aber er kann aus eigener Kraft laufen. Tief gerührt berichtet seine Frau, dass er sogar selbständig in den Wagen einsteigt. Zeitweise hatte er überhaupt nicht mehr sprechen können, und es war für ihn sogar schwierig gewesen, seinen Willen verständlich zu machen, aber jetzt unterhält sich das Ehepaar wieder rege. Das für die Parkinson-Krankheit charakteristische Zittern und die Muskelverspannungen sind vollständig verflogen. Auch die Ärzte wundern sich sehr darüber.

Seine Frau erzählte weiter: „In Kamaishi ist das Verständnis für die Effektiven Mikroorganismen groß. EM wird sogar in der Industrie- und Handelskammer verkauft, und es gibt auch viele Landwirte, die EM-Gemüse anbauen. Ich kaufe mein Gemüse auch dort ein. EM-X streiche ich auch auf kleine Wunden, und wenn ich bei einer Entzündung der Mundschleimhaut oder bei Zahnschmerzen damit meinen Mund ausspüle, ist es nach einigen Tagen wieder verheilt. Bei einer Erkältung erhöhe ich die Dosis leicht und erhole mich dann schnell wieder. Ich bin 78 Jahre alt, aber alle sagen mir, ich sehe jünger aus, was ich sicher auch EM-X zu verdanken habe."

Kapitel 2

EM-X wirkte bei meinem Krebs!

Die Stadien des Dickdarmkrebses und die Überlebenschancen

Einen Dickdarmkrebs operiert man natürlich, und wenn er Metastasen ausgestreut hat, operiert man immer weiter. Im Gegensatz zum Magenkrebs kann er häufig ganz geheilt werden.

Auch ein jüngerer Kommilitone von mir an der medizinischen Fakultät der Keio-Universität, der später Direktor des Internationalen Japanischen Medizinischen Zentrums wurde, Dr. Teramoto, bekam während seiner Dienstzeit dort Dickdarmkrebs. Als Metastasen in der Leber gefunden wurden, operierte man. Dann waren Metastasen von der Leber in die Lunge gewandert, und auch diese wurden operiert. Aber heute bereist er voller Lebensfreude Europa und genießt das Rentnerdasein.

Die Überlebenschancen berechnet man üblicherweise aus dem Stadium des Krebses und der angewandten Therapieform, aber auch das Alter und eventuelle Vorerkrankungen (Diabetes und andere Krankheiten außer Krebs) haben einen Einfluss darauf. Da je nach verwendeten Daten die Bedeutung solcher weiterer Faktoren variiert, kann auch die Überlebensrate sich ändern.

Die unten aufgelisteten Überlebensraten stammen von der Webseite des Informationsdienstes für Krebsbekämpfung des Japanischen Krebszentrums. Hier wird nicht die Überlebensrate selbst, sondern eine gewissen Bandbreite (je nach Daten kann diese um ± 5 bis 10 % abweichen) angegeben, die Sie bitte nur als groben Anhaltspunkt betrachten.

Dukes-Klassifizierung:

Dukes A (95 %):	Der Krebs bleibt in der Darmwand
Dukes B (80 %):	Der Krebs ist über die Darmwand hinausgewachsen, aber es gibt keine Metastasen an den Lymphknoten.
Dukes C (70 %):	Metastasen an den Lymphknoten
Dukes D (10 %):	Metastasen an weit entfernt liegenden Organen wie dem Zwerchfell, der Leber, der Lunge etc.

Klassifizierung in Stadien:

Stadium 0:   Der Krebs ist auf die Schleimhaut begrenzt.

Stadium I: Der Krebs ist auf die Darmwand begrenzt

Stadium II: Der Krebs ist über die Darmwand hinausgewachsen,
               aber es gibt keine Metastasen an den Lymphknoten.

Stadium III: Metastasen an den Lymphknoten

Stadium IV: Metastasen an weit entfernt liegenden Organen wie
               dem Zwerchfell, der Leber, der Lunge etc.

(Informationsdienst für Krebsbekämpfung des Japanischen Krebszentrums)

Bei einer Dickdarmkrebsdiagnose wird untersucht, wie weit er fortgeschritten ist und ob Leber, Lunge oder andere weit entfernt liegende Organe befallen sind. Je nach Ausbreitung des Krebses ändert sich auch die Therapie. Beim Dickdarmkrebs verwendet man die Dukes-Klassifizierung und die Unterteilung in Stadien (TNM-Klassifikation). Nicht die Größe des Krebsgeschwüres wird bestimmt, sondern wie tief dieser in die Darmwand eingedrungen ist, ob die Lymphknoten betroffen sind, und ob weit entfernt liegende Organe wie Leber oder Lunge befallen sind. Dahinter steht in Klammern die Überlebensrate für einen Zeithorizont von fünf Jahren nach der Operation.

Metastasen verschwanden und der schlechte Zustand des Darmes verbesserte sich

Dickdarmkrebs Beispiel 1: Frau, 64 Jahre

Diese Frau konsultierte mich erstmals am 5. April 2005. Im Januar wurde bei ihr Dickdarmkrebs diagnostiziert und auch Metastasen in der Leber festgestellt. Ihr Krebs hatte also das Stadium IV erreicht. Damals wurde sie aber anscheinend nicht operiert. Ich wies sie an, täglich dreimal 100 ml EM-X einzunehmen.

Im Mai fragte sie mich, ob sie sich operieren lassen solle. Ich riet ihr dazu, da sie ja Metastasen in der Leber hatte, und so wurde sie am Darm operiert. Seitdem nimmt sie weiterhin EM-X ein und passt die Menge selbständig ihrem Befinden nach an.

Am 26. Januar 2006 waren die Metastasen in der Leber verschwunden. Sie nahm damals täglich etwa 60 ml EM-X ein, und ich riet ihr, diese Mindestmenge beizubehalten und wenigstens fünf Jahre lang abzuwarten.

Sie nimmt auch jetzt, im November 2007, weiterhin EM-X ein und es geht ihr gut.

Dickdarmkrebs Beispiel 2: Frau, 73 Jahre

Diese Frau konsultierte mich das erste Mal am 26. April 2004. Vor 24 Jahren war sie an Dickdarmkrebs operiert worden. Sie litt an Durchfall und klagte über viel gelblichen Ausfluss. Ich wies sie an, täglich 500 ml EM-X und 15 ml EM1 einzunehmen. Hier die weitere Entwicklung dieser Krankengeschichte:

6. Mai: Da weder der Darmkrebs wieder ausgebrochen war noch Gebärmutterkrebs festgestellt wurde, wies ich sie an, einen Monat lang dreimal täglich 100 ml EM-X einzunehmen.

2. Juni: Kein gelber Ausfluss mehr und der Darm ohne Befund. Die EM-X-Dosis wurde auf 70 ml pro Gabe verringert.

20. Juli: Ausfluss, der wie Überreste aussah; die EM-X-Dosis wurde auf 80 ml pro Gabe erhöht.

24. August: Da sich die Konstitution gebessert hatte, wurde die EM-X-Dosis auf 60 bis 70 ml pro Gabe verringert. Außerdem wies ich sie an, täglich zwei Gramm regeneratives EM-Meersalz in Saft einzunehmen.

22. Oktober: Die Patientin berichtet, dass es ihr gut gehe und sie morgens 20 ml, abends 50 ml EM-X nehme.

9. Januar 2005: Die Patientin ist munter und hat keine Beschwerden. Deshalb wies ich sie an, die EM-X-Dosis auf 20 bis 30 ml pro Gabe zu reduzieren.

20. Februar 2006: Etwa zwei Jahre nach Beginn der Einnahme von EM-X ist die Konstitution der Patientin gut.

Dickdarmkrebs Beispiel 3: Mann, 66 Jahre
(Colon sigmoideum, Stadium IV)

Dieser Mann wurde am 11. Mai 2004 an Darmkrebs operiert, am 18. Januar 2005 entfernte man ihm drei Metastasen an der Leber. Dabei entnahm man ihm drei Achtel der Leber und zur Prävention weiterer Metastasen nahm er das Antikrebsmittel UFT ein. Am 12. März 2007 entdeckte man am Oberlappen des rechten Lungenflügels eine 2 cm große Metastase. Eine Woche später, am 19. März, konsultierte er mich zum ersten Mal, und ich wies ihn an, täglich dreimal 80 ml EM-X einzunehmen. Hier der weitere Verlauf der Krankengeschichte:

19. April: Operation mit Thorakoskopie-Technologie

30. Mai: Beginn der Antikrebstherapie mit 5-FU und Isoborin. Die EM-X Dosis wird auf 70 ml pro Gabe verringert und weiterhin eingenommen.

3. Dezember: Während des 6. Therapiezyklus mit 5-FU und Isoborin wurde er ziemlich müde, und es wurde ihm übel.

Derzeit sind Leber und Lunge ohne Befund und die Symptome bessern sich. Ich wies ihn an, die EM-X-Dosis auf 50 ml pro Gabe zu verringern.

Dickdarmkrebs Beispiel 4: Frau, 72 Jahre
(Stadium III bis IV)

Diese Frau wurde im April 2006 wegen Dickdarmkrebs operiert und man fand Metastasen an den Lymphknoten. Als Antikrebsmittel nimmt sie TS-1 ein, und der Tumormarker[1] CA19-9, der vor der Operation bei 290 lag, war im Juni auf 50 gefallen. Im Juli allerdings stieg er wieder auf 434 an. Am 1. August wurden mittels Computertomographie Metastasen in der Leber und an den Lymphknoten gefunden. Da man nicht operieren konnte, wurde ab dem 3. August intravenös am Bein mit der Gabe der Antikrebsmittel 5-FU und Isoborin begonnen. Zwei Tage später konsultierte mich die Patientin zum ersten Mal, und ich wies sie an, täglich dreimal 80 ml EM-X einzunehmen. Hier der weitere Verlauf der Krankengeschichte:

13. Oktober: Der CA19-9 Wert liegt bei 35,2. Die Computertomografie Mitte des Monats zeigt, dass der Schatten blasser wird.

27. Oktober: Da die Anzahl der Leukozyten abgenommen hat, wird das Antikrebsmittel abgesetzt. Aber als die Antikrebstherapie nach Anhebung der Anzahl der Leukozyten wieder aufgenommen wird, klagt

die Patientin über Nebenwirkungen, wie einen schlechten Geschmack im Mund und taube Fingerspitzen. Die EM-X Dosis wird auf 70 ml pro Gabe reduziert.

23. Januar 2007: Die Leberfunktion hat sich verschlechtert. Der GOT-Wert (normalerweise unter 40) liegt bei 46, der GPT (normalerweise unter 40) bei 33.

22. Mai: Der behandelnde Arzt meint: „Erstaunlich gut geworden."

Juni: Umstellung von der Infusion von Antikrebsmitteln auf Tabletten.

24. November: Die Dosis der Antikrebsmittel wird reduziert, die Patientin hat wieder Appetit. Die EM-X Dosis wird auf 50 ml pro Gabe reduziert und auch derzeit weiterhin in dieser Menge eingenommen.

Tumor	Tumormarker
Neuroblastom	NSE
Schilddrüsenkrebs	NSE
Brustkrebs	CA-125, CA15-3, CEA, NCC-ST-439
Magenkrebs	CEA, STN
Bauchspeicheldrüsenkrebs	CA-125, CA19-9, CEA, Elastasel, NCC-ST-439, SLX, STN
Dickdarmkrebs	CEA, NCC-ST-439, STN
Muttermundkrebs	βHCG, SCC, STN
Gebärmutterkrebs	βHCG, SCC
Eierstockkrebs	βHCG, CA125, STN, SLX

Tumor	Tumormarker
Speisenröhrenkrebs	SCC
Lungenkrebs	CA-125, CEA, SLX
Plattenepithelkarzinom	CYFRA, SCC
Alveolarkrebs	NSE, ProGRP
Leber-Kleinzellenkrebs	AFP, PIVKA-II
Harnwegsleiterkrebs	CA19-9, CEA
Prostatakrebs	PSA

1 Tumormarker

Es gibt viele Arten von Krebs, aber jeder produziert charakteristische Abfallprodukte, die sogenannten Tumormarker. In den klinischen Untersuchungen verwendet man als Tumormarker diejenigen, die sich in den Körperflüssigkeiten (hauptsächlich im Blut) nachweisen lassen.

Derzeit werden viele solcher Tumormarker bei den klinischen Untersuchungen verwendet, und laufend neue entwickelt, die auf ihren klinischen Einsatz warten. Außerdem wurde in neuesten Studien nachgewiesen, dass die bereits etablierten Marker auch andere Krebsarten anzeigen können.

Es macht keinen Sinn, an dieser Stelle die einzelnen Marker zu erklären. Zu Ihrer Information haben wir hier einen Teil der im klinischen Einsatz erprobten Tumormarker in einer Abbildung und in Tabellen zusammengefasst.

Durch Operation nicht entfernbare Polypen verschwanden

Dickdarmpolypen, Beispiel 1: Mann, 54 Jahre

Dieser Mann hatte mehr als 30 Darmpolypen, die bei einer Endoskopie-Operation nicht alle entfernt werden konnten. Als er aber dann vier Jahre lang täglich 20 bis 30 ml EM-X einnahm, verschwanden die Polypen vollständig.

Es heißt, dass Polypen sich in etwa 10 % der Fälle zu Krebs entwickeln. Deshalb ist es besser, auch die gutartigen bei Entdecken zu entfernen.

Dickdarmpolypen, Beispiel 2: Frau, 69 Jahre

Diese Frau hatte viele Divertikel im Dickdarm und auch einige Polypen. Außer einem der beiden Polypen wurden sie bei einer Endoskopie-Operation entfernt. Sie konsultierte mich erstmals am 18. August 2007 und ich wies sie an, täglich dreimal 30 ml EM-X einzunehmen. Drei Monate später, am 26. November, berichtete mir die Patientin, dass der operativ nicht entfernbare Polyp vollständig verschwunden sei.

Tumormarker ging zurück und Patient erholte sich wieder

Leberkrebs, Beispiel 1: Mann, 79 Jahre

Bei diesem Mann wurde im Jahre 2003 mittels einer Endoskopie-Operation der Magenkrebs entfernt, aber im Juni 2004 diagnostizierte man Leberkrebs, der sich aus einer Hepatitis C entwickelt hatte. Ein solcher Leberkrebs hat die Tendenz, auch nach operativer Entfernung wiederzukehren (zu rezidivieren). Im Oktober desselben Jahres unterzog er sich einer weiteren Operation, bei der ein Sechstel der Leber entfernt wurde. Der Krebs rezidivierte im Juli 2005. Da eine erneute Operation unmöglich war, wollte man ihm einen Katheter legen, aber da sich die Hauptschlagader verengt hatte, gelangte man damit nicht bis zur Leber. Der behandelnde Arzt sagte ihm dann: „In Ihrem hohen Alter schreitet der Krebs nicht mehr so schnell voran, deshalb warten wir einmal ab." Drei Monate später, am 25. Oktober, konsultierte der Patient mich zum ersten Mal.

Seit dem erneuten Auftreten des Krebses hatte der Patient nach eigenem Ermessen täglich 50 ml EM-X eingenommen. Da er über weichen Stuhlgang klagte, wies ich ihn an, täglich 3 Mal 80 ml EM-X und zusätzlich 10 ml EM1 zu nehmen.

Dank dieser Therapie sank am 16. November der Tumormarker AFP (normalerweise unter 10) von 200 im September auf 139, und auch ohne Behandlung waren die anderen Marker im grünen Bereich. Außerdem hatte sich der Patient von anderen Symptomen erholt. Der behandelnde Arzt war sehr erstaunt. Damals nahm der Patient täglich die gleiche Menge an EM-X und EM1.

Am 13. Februar 2006 wurde ihm das starke Minophagen gespritzt und der Albuminwert sank. Da er nun keinen Durchfall mehr hatte, wurde EM1 abgesetzt. Bei ihm breitete sich danach der Krebs weiter aus, aber viel langsamer als bei anderen Patienten dieser Altersgruppe. Meines Erachtens hängt dies mit der krebsunterdrückenden Wirkung von EM-X zusammen.

Leberkrebs, Beispiel 2: Frau 59 Jahre

Bei dieser Frau wurde anlässlich einer Vorsorgeuntersuchung bei der Computertomographie Leberkrebs diagnostiziert. Die vier Krebsgeschwüre wurden von einem Reservoir an der Hauptschlagader am rechten Hüftgelenk aus mit Antikrebsmitteln behandelt. Als sie mich am 8. August 2005 zum ersten Mal konsultierte, wies ich sie an, täglich dreimal 80 ml EM-X zu nehmen. Hier der weitere Verlauf der Krankengeschichte:

8. November: Die Krebsgeschwüre waren viel kleiner geworden. Als das Antikrebsmittel umgestellt wurde, traten Nebenwirkungen auf, die aber nach etwa 30 Minuten vorbei waren. Die Patientin hatte Magengeschwüre bekommen und nahm dafür ein Medikament ein. Die EM-X Dosis wurde auf 70 ml pro Gabe reduziert.

9. März 2006: Die Computertomographie ergab, dass die Krebsgeschwüre kleiner geworden und fast verschwunden waren. Die EM-X Dosis wurde auf 60 ml pro Gabe reduziert.

14. Juni: Die Computertomographie zeigte, dass die Krebsgeschwüre verschwunden waren. EM-X wurde auf 50 ml pro Gabe reduziert.

27. März 2007: Die Krebsgeschwüre bleiben verschwunden. Die EM-X Dosis wurde auf 30 ml pro Gabe reduziert.

17. Juli: In den Knochen wurden Metastasen entdeckt. Die Dosis von EM-X wurde auf 60 ml pro Gabe erhöht.

17. Oktober: Die Patientin nimmt weiterhin EM-X ein.

Die Stadien des Magenkrebses

„Stadium" ist ein Begriff, mit dem der Fortschritt einer Krankheit beschrieben wird. Er wird häufig bei den Erklärungen verwendet. Die einzelnen Stadien werden mit römischen Ziffern bezeichnet, so dass je nach Fortschritt in Stadium I (IA und IB), II, III (IIIA und IIIB) und IV unterteilt wird. Das Stadium wird bestimmt, indem man untersucht, ob der Krebs in der Magenwand bleibt (Tiefe) oder ob er Metastasen zu den Lymphknoten oder anderen Organen gestreut hat. Je nach Stadium entscheidet sich die Therapieform.

Wenn der Krebs in der Tiefe nicht weiter als bis zur obersten Schicht der Schleimhaut vorgedrungen ist, spricht man von der „Vorstufe des Magenkrebses", wenn er aber tiefer als eine bestimmte Muskelschicht eingedrungen ist, spricht man von „fortgeschrittenem Magenkrebs". Je tiefer der Krebs von der inneren Seite der Magenwand nach außen dringt, desto häufiger bilden sich Metastasen. Das Stadium wird zwar bei der Untersuchung vor Behandlungsbeginn bestimmt, wenn aber bei der Operation Metastasen entdeckt werden, ändert sich diese Beurteilung natürlich.

Zu den Stadien des Magenkrebses:

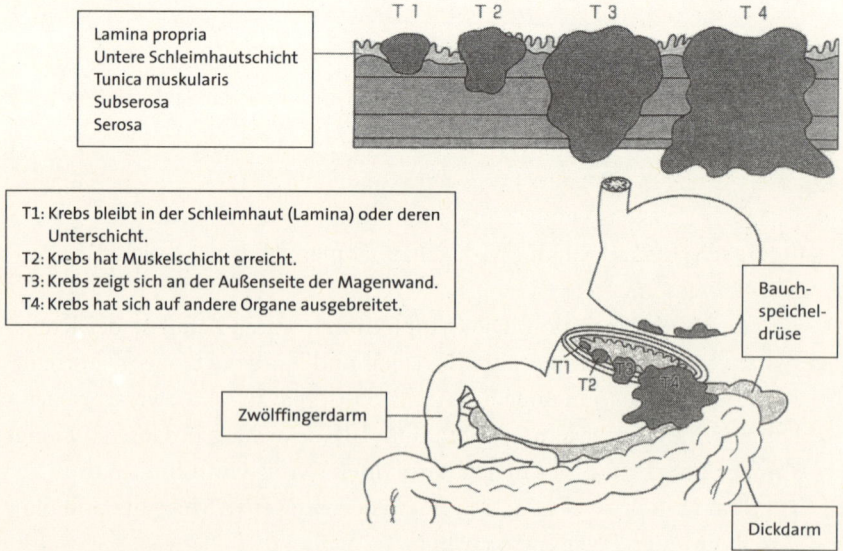

Lamina propria
Untere Schleimhautschicht
Tunica muskularis
Subserosa
Serosa

T1: Krebs bleibt in der Schleimhaut (Lamina) oder deren Unterschicht.
T2: Krebs hat Muskelschicht erreicht.
T3: Krebs zeigt sich an der Außenseite der Magenwand.
T4: Krebs hat sich auf andere Organe ausgebreitet.

Bauchspeicheldrüse

Zwölffingerdarm

Dickdarm

Die klinischen Stadien des Magenkrebses:

Lymphknoten / Tiefe Metastasen	Kein Befall der Lymphknoten	Befall der Lymphknoten am Magen	Befall der Lymphknoten entlang der Versorgungsader des Magens	Befall weiter entfernt liegender Lymphknoten
Auf die Magenschleimhaut beschränkt	IA	IB	II	IV
Hat die Unterschicht der Magenschleimhaut erreicht				
Hat die Außenseite der Magenwand nicht erreicht, aber die Muskelschicht oder die Subserosa	IB	II	IIIA	IV
Hat die Serosa durchdrungen und die Außenseite der Magenwand erreicht	II	IIIA	IIIB	IV
Hat die Magenwand durchdrungen und sich auf andere Organe ausgebreitet	IIIA	IIIB	IV	IV
Metastasen an weit entfernten Organen wie Leber, Lunge oder Zwerchfell	IV	IV	IV	IV

Auszug aus den Informationen des Informationsdienstes für Krebsbekämpfung des Japanischen Krebszentrums

Beispiel für Magenkrebs, Frau, 65 Jahre

Bei dieser Frau wurde am 15. Dezember 2005 bei einer Magenspiegelung Krebs diagnostiziert und man riet ihr zu einer Operation. Ihr Krebs hatte das Stadium III erreicht, es handelte sich also um einen fortgeschrittenen Krebs.

Als ich am 28. Dezember zum ersten Mal konsultiert wurde, wies ich sie an, täglich dreimal 80 ml EM-X einzunehmen. Hier der weitere Verlauf der Krankengeschichte:

10. Januar 2006: Operation. Die Lymphknoten waren befallen, der Krebs hatte die Magenwand durchbrochen und hatte nach außen gestreut. Ihr wurde die Einnahme des Antikrebspräparates TS-1 verschrieben.

10. Februar: Der Krebs hatte das Stadium IIIB erreicht. Zur Unterstützung ihrer Ernährung riet man ihr zu einem Multivitaminpräparat. Sie nahm täglich zwei Gramm revitalisierendes EM-Meersalz und dieselbe Menge EM-X wie vorher.

4. August 2007: Eineinhalb Jahre nach der Operation wurde die Behandlung mit Antikrebsmitteln beendet. Seit Juni war der Marker gestiegen, aber sie war munter und nahm täglich dreimal 60 ml EM-X. Ihr Fortschritt wird weiter beobachtet.

Nach einer Lungenoperation entfernte Teile wuchsen nach

Derzeit gilt der Lungenkrebs als die von allen Krebsarten am häufigsten vorkommende Art und auch unter den Fällen, bei denen ich konsultiert werde, ist der Lungenkrebs stark vertreten.

Der Lungenkrebs wird grob in zwei Arten unterteilt, den „kleinzelligen Krebs" und „nicht kleinzelligen Krebs", die sich in der Therapie unterscheiden. 10 % des Krebses sind „kleinzelliger Krebs," der mit hoher Wahrscheinlichkeit bösartig ist, aber bei dem Antikrebsmittel und Bestrahlungstherapien gut anschlagen. Die restlichen 90 % der Fälle sind „nicht kleinzelliger Krebs"; sie werden in Adenokarzinom, Plattenepithelkarzinom und großzelliges Karzinom unterteilt. Mit 50 % ist das Adenokarzinom am häufigsten vertreten. Das Plattenepithelkarzinom, dessen Ursache eng mit dem Rauchen im Zusammenhang steht, macht 30 % der Fälle aus, und 20 % der Fälle sind großzellige Karzinome. Im Vergleich zu den kleinzelligen Karzinomen entwickeln sie sich relativ langsam, aber sie können schlecht mit Antikrebsmitteln oder Bestrahlung beeinflusst werden, und wenn der Krebs noch nicht weit fortgeschritten ist, werden sie hauptsächlich operativ behandelt.

Sie unterscheiden sich alle im Hinblick auf ihre Charakteristika, die Entwicklung, ihre Therapierbarkeit mit Antikrebsmitteln, aber auf jeden Fall hat ihre Therapie große Fortschritte gemacht.

Beispiel 1, Lungenkrebs: Frau, 67 Jahre
(Lungenkrebs Adenokarzinom)

Diese Frau hatte in ihrer rechten Lunge ein 2,5 cm großes Krebsgeschwür. Am 15. Juli 2003 wurden ihr zwei Drittel der Lunge entfernt. Sie konsultierte mich zum ersten Mal im September desselben Jahres, und ich wies sie an, täglich dreimal 60 ml EM-X einzunehmen. Hier der weitere Verlauf der Krankheit:

23. Oktober: Beginn der Behandlung mit Antikrebsmitteln. Zum Herbst-anfang wurde sie depressiv und klagte über Schlaflosigkeit. Sie nahm weiterhin EM-X in der bisherigen Dosis.

Oktober 2004: Sie schluckte Antidepressiva. Ich erhielt die Information, dass sie inkontinent geworden war, so dass ich sie anwies, täglich zweimal nach dem Essen EM1 einzunehmen.

Juli 2005: Zwei Jahre nach der Operation. Da bei der MRI kein Befund festgestellt wurde, wies ich sie an, die EM-X Dosis auf 30 ml pro Gabe zu reduzieren.

Januar 2006: Der Turmormarker CEA (normalerweise unter 5,0) war auf 0,5 gefallen und die Computertomographie war ohne Befund. Im letzten Jahr war sie angewiesen worden, die EM-X Dosis zu reduzie-ren, aber die Patientin hatte sich nicht getraut dies zu tun, so dass sie weiterhin täglich dreimal 60 ml zu sich nahm; ich war damit einverstanden.

12. Januar 2007: Da die Untersuchung ergab, dass alles in Ordnung war, wies ich sie an, die Dosis an EM-X zu reduzieren, aber die Patien-tin fürchtete, wieder depressiv zu werden und wollte dies nicht. Danach nahm sie immer noch 60 ml pro Gabe zu sich.

21. April 2007: Die Computertomographie war ohne Befund. Die Lunge war wieder auf ihre ursprüngliche Größe gewachsen. Der CEA-Wert lag bei 0,7, der CA19-9-Wert bei 7; beides im normalen Bereich.

Beispiel 2: Lungenkrebs: Mann, 56 Jahre (Plattenepithelkarzinom)

Diesem Mann wurden in einer Operation am 16. Februar 2006 zwei Drit-tel des rechten Lungenflügels und Lymphknoten entfernt, aber er hatte keine Metastasen.

Am 1. März konsultierte er mich zum ersten Mal. Nach der Opera-tion bekam er als Antikrebsmittel UFT zum Einnehmen und ich wies ihn an, täglich 3 mal 80 ml EM-X zu nehmen. Hier der weitere Verlauf der Krankengeschichte:

Mai: Der Patient war munter und auch die Markerwerte waren normal. Die EM-X Dosis wurde auf 60 ml pro Gabe reduziert. Der Patient sagte, seit der Operation müsse er häufiger die Toilette aufsuchen, aber hierfür konnte keine Ursache gefunden werden.

4. Oktober: Die Markerwerte sind normal und auch eine Röntgenaufnahme war ohne Befund. Die EM-X Dosis wurde auf 30 ml pro Gabe reduziert.

10. Januar 2007: Seine Konstitution ist sehr gut und auch die Markerwerte sind normal. Die EM-X-Dosis wurde nicht verändert.

5. Oktober: Bis heute alles normal. Der Patient nimmt weiterhin die gleiche Dosis EM-X ein.

Beispiel 3: Lungenkrebs, Mann, 36 Jahre (Adenokarzinom, Therapie mit EM-X und TCM)

Dieser Mann ließ im April 2005 einen Gesundheitscheck durchführen. Obwohl er keine Symptome hatte, ergaben das MRI und eine Computertomographie Lungenkrebs. Da beide Lungenflügel befallen waren, konnte nicht operiert werden, so dass man eine Therapie mit Antikrebsmitteln plante.

Als er mich im Mai das erste Mal konsultierte, wies ich ihn an, dreimal täglich 70 ml EM-X zu nehmen. Hier der weitere Verlauf der Krankengeschichte:

13. Mai: Der behandelnde Arzt sagte ihm, er habe noch etwa sechs bis acht Monate zu leben. Da allerdings der Krebs nicht mehr aktiv sei, solle kein Antikrebsmittel eingesetzt werden. Man wolle ihn nur mit EM-X und Medikamenten aus der traditionellen chinesischen Medizin behandeln.

24. August: Der Blutauswurf ist gestoppt, aber der Patient hustet noch und klagt über Verspannungen in den Schultern. Die EM-X Dosis wird auf 80 ml pro Gabe erhöht.

28. Dezember: Da der Husten vorbei ist, hat der Patient selbständig die EM-X Dosis auf 70 ml pro Gabe reduziert.

10. Mai 2006: Der Tumormarker CEA ist gefallen (von 130 im Juli 2005 auf 28,5 im April 2006). Die Untersuchungen mit dem MRI und der Computertomographie haben sich nicht verändert (der rechte Lungenflügel ist immer noch ganz weiß). Es hatten sich drei Liter Flüssigkeit in der Thoraxhöhle angesammelt. Als ein Liter extrahiert wurde, fing der Patient zu husten an, so dass die Therapie abgebrochen wurde.

21. Juli: Der Patient fühlt sich so gut, dass sogar der behandelnde Arzt erstaunt ist. Der Patient nimmt derzeit täglich auf zwei Gaben verteilt 105 ml EM-X zu sich.

18. Dezember: Der CEA-Wert ist wieder gestiegen (von 40,1 am 28. Juli auf 43,8 am 19. September und betrug 68,3 am 21. November).

28. Dezember: Da sich weiterhin Flüssigkeit in der Thoraxhöhle angesammelt hatte und der Patient stark hustete, wurde die Dosis EM-X auf 90 ml pro Gabe erhöht.

7. Februar 2007: Einlieferung ins Krankenhaus wegen Eiters in der Thoraxhöhle. Der CRP-Wert lag bei 30 (normalerweise unter 0,6), aber er konnte auf 0,6 reduziert werden und der Patient wurde wieder entlassen.

15. Juni: Metastasen im Hüftknochen. Der Patient hat Schmerzen und eine Strahlentherapie wird in Erwägung gezogen. Zu diesem Zeitpunkt wird die Dosis an EM-X auf 80 ml pro Gabe reduziert.

November (Zeitpunkt, zu dem diese Zeilen geschrieben wurden): Der Patient nimmt EM-X weiterhin in dieser Dosis ein.

Beispiel 4: Lungenkrebs, Mann, 80 Jahre
(Pleuritis = Brustfellentzündung durch Lungenkrebs)

Dieser Mann, der mich am 3. Februar 2007 das erste Mal konsultierte, hatte Lungenkrebs im Endstadium (Stadium IV). Er konnte nicht operiert werden. Ich wies ihn an, dreimal täglich 80 ml EM-X zu nehmen. Hier der weitere Verlauf der Krankengeschichte:

17. März: Da sich im Gehirn Metastasen gebildet hatten, wurde der Patient an der Stirn bestrahlt. Seit Februar bereits im Krankenhaus, war er am 2. März entlassen worden. Fünf Tage später wurde er mit einer Lungenentzündung wieder eingeliefert. Gleichzeitig hatte er eine Lungenfibrose[2] und ein Lungenephysem[3], aber die Symptome waren leicht, so dass er bald wieder das Krankenhaus verließ. Er nahm weiterhin 80 ml EM-X täglich.

10. April: Wiedereinlieferung ins Krankenhaus wegen Lungenentzündung. Er bekam Sauerstoff zum Inhalieren und ein Antibiotikum als Infusion, aber die Atemfunktion verschlechterte sich weiterhin. Der behandelnde Arzt sagte, das könne sich schnell ändern. Die EM-X Dosis wurde auf 100 ml pro Gabe erhöht.

16. April: Der Patient hatte wieder Appetit und sein Bart war wieder schwarz geworden.

1. Juli: Bis zu diesem Datum hatte der Patient weiterhin EM-X eingenommen, danach habe ich aber leider keine Nachricht mehr von ihm erhalten.

Diesem Krankheitsverlauf entnehme ich, dass der Patient danach verstarb. Der Beginn der Einnahme von EM-X bei Krebs im Endstadium, und dass er zwischenzeitlich sogar wieder Appetit zeigte, oder dass sein Bart schwarz wurde, beweisen, dass das EM-X immer noch wirksam war und seine Lebensdauer etwas verlängert hat.

2   Lungenfibrose
Wenn bei fortgeschrittener Lungenkrankheit die Lunge versteift und der Gasaustausch zusehends abnimmt, ist das Lungenfibrose.
Ursachen: Staublunge, exogen-allergische Pneumonitis, Bindegewebserkrankungen, Sarkoidose, idiopathische interstitielle Pneumonien und ähnliche Krankheiten schreiten fort und lösen die Lungenfibrose aus.
Symptome: Atembeschwerden (Atemnot, Herzrasen), trockener Husten, Auswurf.
Therapie: Wird hauptsächlich mit der Gabe von Steroiden therapiert. Je nach Fortschritt der Krankheit und Atemschwierigkeiten wird mit Sauerstoff therapiert, und bei Auswurf werden Antibiotika eingesetzt. Die Krankheit kann nicht vollständig geheilt werden. Die Therapie zielt nur auf die Linderung der Symptome, und häufig werden Medikamente zur Erweiterung der Atemwege, Expektorate zur Lösung des Auswurfes sowie Sauerstoff eingesetzt. Man geht aktiv gegen das Zusammenfallen der Alveolen vor.

3   Lungenemphysem
Es handelt sich um eine Art von Lungenkrankheit, bei der die Bronchialwände kollabieren und die Lungenbläschen zerstört werden. Das Krankheitsbild zeigt eine sehr starke Erweiterung der belüfteten Räume von der Luftröhre über Endbronchien bis zu den Alveolen. Die Krankheit tritt vor allem bei Männern in der zweiten Lebenshälfte auf. Es besteht ein enger Zusammenhang mit dem Rauchen. In letzter Zeit hat die Häufigkeit stark zugenommen. Die Krankheit schreitet langsam voran, aber da sie sich bei Vernachlässigung zur pulmonalen Hypertonie ausweiten kann, ist Vorsicht geboten. Manchmal breitet sich dadurch ein Tumor in der Lunge weiter aus, wodurch die Atemorgane noch weiter geschädigt werden. Des Weiteren wird ein Zusammenhang mit chronischer Bronchitis für möglich gehalten.
Ursachen: hohes Alter (tritt häufig in der zweiten Lebenshälfte auf), übermäßiger Tabakkonsum (Verhältnis von erkrankten Männern zu Frauen: 2,5:1), Luftverschmutzung, giftige Gase (durch Cadmium etc. nachgewiesen), plötzlicher Druckabfall.

Krankheitsbild:
- Wichtigste Symptome: Husten, Auswurf, Atemnot bei Bewegung, pfeifendes Atemgeräusch, Herzrasen, Ödeme
- Beobachtungen am Körper: Zyanose durch mangelnde Versorgung mit Sauerstoff, Gefühle der Unsicherheit und Bewusstseinsstörungen treten gemeinsam auf. Beim Abhören ist der Ton A zu hören, zu sehen sind ein fassförmiger Thorax und breite Finger. Auch verkürzte Luftröhre und die Hypertrophie des Kopfwenders (musculus sternocleidomastoideus) sind zu beobachten.
- Röntgenaufnahme des Brustraumes: Charakteristisch ist ein bierfassförmiger Thorax, aber es ist auch ein Absinken des Zwerchfelles, eine verstärkte Durchlässigkeit der Lungenfelder, ein Abnehmen des Schattens der Adern in der Lunge oder ein tropfenförmiges Herz zu sehen.
- Bronchialschattenuntersuchung: Überall sind zerstörte Lungenbläschen zu sehen, daneben auch eine Aufblähung der Endbronchien.
- Lungenfunktionstest: Charakteristisch für alle Lungenkrankheiten ist die Abnahme des Verhältnisses von Leistung zu Zeit und die Zunahme von Restluft. Des Weiteren kommen eine Abnahme des Sauerstofanteiles in den Arterien und häufig auch eine Zunahme des Kohlendioxides hinzu.

Therapie:
- Umzug und Berufswechsel (bei Verursachung durch Lokalität oder Beruf), Rauchverbot, um diese Ursachen auszuschließen.
- Zur Vermeidung von Ansteckung und Therapie: Luftröhre freimachen (Husten stillen und Auswurf abhusten)
- Beseitigen der Verkürzung der Luftröhre durch Gabe von Medikamenten zur Erweiterung der Bronchien.
- Verbesserung der Ateminsuffizienz durch Verwendung eines periodisch einen Überdruck produzierenden Beatmungsgerätes
- Korrektur der Atmungsbewegung durch verstärkte Bauchatmung
- Auflösung der chronischen Ateminsuffizienz durch häusliche Sauerstofftherapie

Brustkrebspatienten müssen EM-X mindestens sieben Jahre lang nehmen

Die meisten Krebsarten gelten als besiegt, wenn sie nicht innerhalb von fünf Jahren rezividieren, aber von Brustkrebs sagt man, dass die Gefahr einer erneuten Erkrankung 18 Jahre lang besteht. Die Patienten sorgen sich über eine lange Zeit hinweg, dass der Krebs wieder auftreten könne, und sie müssen auch über einen langen Zeitraum hinweg EM-X nehmen. Wenn ich gefragt werde, wie lange sie denn EM-X nehmen sollten, so lautet meine Antwort, dass das über mindestens sieben Jahre hinweg nötig ist. Nun möchte ich Ihnen einige Fälle von Brustkrebs vorstellen:

Beispiel 1: Brustkrebs, Frau, 69 Jahre

Diese Frau hatte ein Krebsgeschwür an der Unterseite der rechten Brust und wurde im August 2004 operiert. Am 17. September desselben Jahres konsultierte sie mich zum ersten Mal. Damals dachte ich, der Fall sei vergleichsweise harmlos, da die Lymphknoten nicht befallen waren, und wies sie an, dreimal täglich 70 ml EM-X einzunehmen. Hier der weitere Verlauf der Krankengeschichte:

20. Oktober: Auf den Bericht hin, dass der Fortschritt positiv sei, reduzierte ich die Dosis von EM-X auf 60 ml pro Gabe.

25. Oktober: Beginn der Strahlentherapie

1. Dezember: Beginn der Einnahme von Norbatix (Hormonpräparat). Es gibt Brustkrebspatientinnen, bei denen Hormonpräparate wirken, und solche, bei denen dies nicht der Fall ist. Ob diese Therapie wirkt, kann man durch einen Bluttest feststellen.

1. März 2005: Die Ultraschalluntersuchung zeigt im Bauchraum oder an der Brust keinen Befund. Alle Tumormarker sind im grünen Bereich. Allerdings machte sich die Patientin Sorgen, da die neutralen Fettwerte und die Leberfunktionswerte anstiegen.

Sie nahm EM-X weiterhin wie verschrieben ein und berichtete von folgenden Verbesserungen:

– Abwinde und Stuhl rochen nicht mehr so unangenehm.

– Die Farbe der Gesichts- und Körperhaut wurde heller.

– Sie war nicht mehr so schnell müde.

– Finger- und Zehenspitzen wurden warm.

– Das Essen schmeckte ihr und sie hatte sogar etwas zugenommen.
– Auch nach diesem Bericht nahm sie weiterhin täglich dreimal 60 ml EM-X ein, und bis zum heutigen Tag (November 2007) hat sie keine Beschwerden mehr.

Beispiel 2: Brustkrebs, Frau, 59 Jahre (Stadium IIIC)

Diese Frau konsultierte mich das erste Mal am 22. September 2006. Vor 17 Jahren war sie wegen einer Krebsgeschwulst an der linken Brust operiert worden. 2004 rezidivierte der Krebs und sie wurde an der rechten Brust operiert. Im Juli 2006 war sie ein drittes Mal wegen Metastasen an den Lymphknoten operiert worden. Am 2. September hatte die Therapie mit Antikrebsmitteln (CMF-Therapie[4]) begonnen und für danach war eine Immuntherapie über das vegetative Nervensystem geplant. Ich wies sie an, täglich dreimal 80 ml EM-X einzunehmen. Hier der weitere Verlauf der Krankengeschichte:

20. Oktober: Da als Nebenwirkung der Behandlung mit Antikrebsmitteln die Leukozyten (im Falle eines Erwachsenen normalerweise 3300 bis 9000) auf 2300 zurückgegangen waren, wurde die Therapie abgebrochen. Umstieg auf eine Hormontherapie. Die EM-X Dosis wurde nicht verändert.

22. November: Die Leukozyten waren auf 3190 angestiegen. Das Hormonpräparat (Aromacin) wird weiterhin eingenommen. Die EM-X Dosis wurde auf 70 ml pro Gabe reduziert.

22. Dezember: Seit Ende November hatte die Anzahl der Leukozyten wieder zu fallen begonnen (2800 bis 2500) und der behandelnde Arzt meinte, dass die Heilungswahrscheinlichkeit nur noch bei 42 % läge.

7. Januar 2007: Fieber, dessen Ursache ungeklärt blieb (38,7° C), die Anzahl der Leukozyten lag bei 2500.

27. Februar: Da die Tumormarker – CA15-3 (normalerweise unter 30) bei 3,7; NCCST-439 (normalerweise unter 7,0) bei 1,6, – alle im grüne Bereich waren, wurde die EM-X Dosis auf 60 ml pro Gabe verringert.

2. April: Der Tumormarker CEA fiel von 2,0 im Februar auf 1,7 im März; der NCCST-439 stieg von 1,9 im Februar auf 5,0 im März.

27. April: Alle Tumormarker im grünen Bereich. Die Anzahl der Leukozyten fiel auf 2300 ab. Die EM-X Dosis wurde auf 50 ml pro Gabe verringert.

6. Juni: Keine Veränderung der Konstitution. Ende der Einnahme des Hormonpräparates. Die Tumormarker im Mai lagen bei CA15-3 4,3, bei CEA 2,5 und bei NCCST-439 2,3.

9. Juli: Die Patientin konsultierte mich, da die Erkältung, die sie sich zugezogen hatte, lange nicht heilen wollte. Sie klagte über folgende Symptome: Halsschmerzen, Durchfall, Übelkeit, durch die Erkältung bedingte Magen-Darm-Entzündung. Die EM-X Dosis wurde auf 60 ml pro Gabe erhöht, bis die Erkältung abgeklungen war. Da die Anzahl der Leukozyten weiter abgenommen hatte, wurde in Absprache mit dem behandelnden Arzt empfohlen, die Therapie wieder aufzunehmen. Die Tumormarker im Juni zeigten CEA 3,2, NCCST-439 2,8.

19. September: Die Patientin berichtete telefonisch, dass die Tumormarker im August für CA15-3 4,5, für CEA 3,3 und für NCCST-439 2,0 zeigten; die Anzahl der Leukozyten lag bei 2900.

29. Oktober: Die Konstitution ist sehr gut. Die EM-X Dosis wird auf 40 ml pro Gabe reduziert. Die Tumormarker im Oktober liegen für CA15-3 bei 5,8, für EEA bei 2,4 und für NCCST-439 bei 2,0.

5. Dezember: Es geht der Patientin einigermaßen gut. Die Untersuchungswerte sind ohne Befund. Die EM-X Dosis wurde auf 30 ml pro Gabe reduziert.

Trotz erneuter Erkrankung an Krebs und sogar eines Befalls der Lymphknoten, also Krebs im Stadium IIIC, ist diese Frau auch heute noch munter und die Tumormarker sind stabil. Sie steht weiterhin unter Beobachtung.

---

4   CMF-Therapie
    Bei der CMF-Therapie werden drei Sorten von Antikrebsmitteln parallel eingesetzt. C = Cyclophosphamid (Endoxan), M = Methotrexat, F = SFU.

Beispiel 3: Brustkrebs, Frau, 40 Jahre

Bei dieser Frau wurde am 18. Oktober 2006 Brustkrebs diagnostiziert; die Geschwulst hatte einen Durchmesser von 1,5 cm. Als sie mich fünf Tage später das erste Mal konsultierte, wies ich sie an, täglich dreimal 70 ml EM-X einzunehmen. Hier ist der weitere Verlauf der Krankengeschichte:

28. Oktober: Obwohl sie seit einer Woche EM-X einnahm, hatte sich die Geschwulst um 0,1 vergrößert. Der Grund dafür war, dass das

EM-X noch keine Wirkung zeigte, und ich sagte ihr, sie solle weiterhin die gleiche Menge nehmen.

6. November: Sie wurde brusterhaltend operiert. Es gab keine Metastasen an den Lymphknoten. Sie hatte aber viel Blut verloren und litt an Anämie.

25. November: Beginn der Hormontherapie. Die Dosis an EM-X wurde auf 60 ml pro Gabe reduziert.

25. Januar 2007: Die Entwicklung verläuft positiv und die Konstitution ist gut. Der Alveolarabszess (Zahnfleischabszess), an dem sie lange gelitten hatte, begann seit der Einnahme von EM-X abzuheilen. Die EM-X Dosis wurde auf 50 ml pro Gabe reduziert.

27. März: Bei den Blutuntersuchungen im Februar waren alle Tumormarker im grünen Bereich. Die Konstitution war gut und die Falten im Gesicht hatten sich geglättet. Die EM-X Dosis wurde nun auf 40 ml pro Gabe reduziert.

23. Mai: Ein halbes Jahr nach der Operation. Die Computertomographie und die Blutuntersuchung bleiben ohne Befund. Die EM-X Dosis wird auf 30 ml pro Gabe reduziert.

22. Juni: Aus irgendeinem Grund fühlt sich die Patientin nicht gut. Die EM-X Dosis wird auf 40 ml pro Gabe erhöht.

17. Juli: Da sich auch die Konstitution gebessert hat, wird die EM-X Dosis wieder auf 30 ml pro Gabe reduziert.

24. November: Ein Jahr nach der Operation. Die Untersuchungen bleiben ohne Befund. Die Patientin steht weiter unter Beobachtung.

Beispiel 4: Brustkrebs, Frau, 55 Jahre

Bei dieser Frau wurde im September 2004 Brustkrebs diagnostiziert und die rechte Brust komplett entfernt. Von Ende Oktober bis 28. Dezember wurden vier Zyklen einer intravenösen Antikrebsbehandlung mit Epirubicin und Endoxan durchgeführt. Im April 2005 waren bei einer Routineblutuntersuchung die Tumormarker erhöht: CEA lag bei 41,8 und eine Computertomographie sowie ein Knochenszintigramm[5] zeigten einen 0,5 cm großen Schatten in der rechten Seitenwand. Es war keine Knochenmetastase.

Im Juni begann eine zweite Behandlung mit dem Antikrebsmittel Taxol (die bis November dauern sollte). Der CA-15-3-Marker lag im Juni bei 70, im August bei 58,6.

51

Als ich am 25. August das erste Mal konsultiert wurde, wies ich sie an, täglich dreimal 80 ml EM-X zu nehmen. Hier ist die weitere Krankengeschichte:

21. September: CA15-3 lag bei 47,2. Einen Monat später war er auf 41 gefallen. Die Konstitution war gut, aber die Metastase an der Seitenwand war noch immer vorhanden.

25. November: Die Computertomographie ergab, dass der Schatten zwischen den Rippen, der nach der Operation entdeckt worden war, verschwunden war. Der behandelnde Arzt wollte die für sieben Zyklen geplante Behandlung mit Antikrebsmitteln auf acht Zyklen erhöhen. Die Dosis an EM-X betrug unverändert 80 ml pro Gabe.

22. Dezember: Der CA15-3-Wert lag bei 34,9.

12. Januar 2006: Der CA15-3-Wert lag bei 35,7, am 26. Januar bei 30,9.

20. Februar: Weder MRI noch CT ergab einen Befund.

2. März: Der CA15-3-Wert lag bei 33. Da er wieder etwas angestiegen war, bekam sie zehn Zyklen Taxol verordnet. Die Nebenwirkungen waren Haarverlust, weiße Fingernägel, Taubheitsgefühl in den Händen und Füßen. Die EM-X Dosis betrug weiterhin 80 ml pro Gabe.

25. April: Bei einer Magenspiegelung wurde eine kleine Krebsgeschwulst entdeckt, die endoskopisch entfernt wurde.

1. Mai: Nachricht, dass die Computertomographie ohne Befund war und die Konstitution gut ist.

November 2007: Parallel zur Antikrebsmitteltherapie wird EM-X weiterhin in einer Dosis von 80 ml pro Gabe eingenommen.

---

5   Knochenszintigramm
    Eine Untersuchung, um herauszufinden, von welchen Krankheiten die Knochen befallen sind und in welchem Maß sie sich ausgebreitet haben. Da man diese Untersuchung mit einer Szintikamera durchführt, wird sie Knochenszintigramm genannt. Radioaktive Präparate werden injiziert, über das Blut in die Knochen transportiert und durch die charakteristische Ansammlung im Knochenstoffwechsel und an Stellen mit erhöhter Reaktion kann eine Diagnose gestellt werden. Damit werden Knochentumore, Entzündungen der Knochen und Knochenbrüche diagnostiziert. Die Untersuchung beginnt etwa drei Stunden nach der Injektion und dauert ungefähr 30 Minuten.
    Da die bei dieser Untersuchung eingesetzten radioaktiven Präparate gut über den Urin ausgeschieden werden, sollten die Patienten zur Sicherheit und aus praktischen Gründen direkt vor der Untersuchung Wasser lassen.

Patient in guter Konstitution, vollständige Heilung zu erwarten

Beispiel 1: Bauchspeicheldrüsenkrebs, Mann, 67 Jahre

Dieser Mann konsultierte mich das erste Mal am 26. Juni 2007. Drei Monate vorher hatte er über Magenschmerzen geklagt. Dann wurde bei ihm Bauchspeicheldrüsenkrebs diagnostiziert und man gab ihm noch zwei Monate zu leben. Da der Krebs sich auf die umgebenden Arterien ausgebreitet hatte, war eine Operation unmöglich. Ich wies ihn an, dreimal täglich 100 ml EM-X zu nehmen. Nun sinken seit August die Werte der Tumormarker.

CA19-9: Mai 1200, im November 290

CEA: Mai 5,8, im November 3,5

Er arbeitet auch jetzt noch von morgens bis abends, hatte zwar auch Bauchschmerzen, aber dagegen nahm er nur Schmerzmittel. Bevor er mich konsultierte, bekam er das Antikrebsmittel Zemzar gespritzt, aber als im November auf die orale Einnahme von TS-1 umgestellt wurde, berichtete er, dass er sich ohne Antikrebsmittel besser fühle. Seit dem 28. Dezember wird EM-X parallel mit dem Präparat *Cordyceps sinensis* (Berkeley) Saccardo aus der traditionellen chinesischen Medizin eingesetzt. Die EM-X Dosis wurde auf 80 ml pro Gabe reduziert.

Bauchspeicheldrüsenkrebs ist häufig bösartig und es gibt kaum wahrnehmbare Symptome. Da die Bauchspeicheldrüse hinter dem Magen liegt, ist der Krebsbefall dieses Organs schwer zu entdecken, so dass es bei der Entdeckung meist schon zu spät ist.

Obwohl diesem Mann nur noch zwei Monate zum Leben gegeben wurden, lebt er heute – sechs Monate später – immer noch sein normales Leben und arbeitet auch noch. Ich werde seine weitere Entwicklung beobachten.

Beispiel 2: Bauchspeicheldrüsenkrebs: Mann, 63 Jahre

Dieser Mann entwickelte am 5. Dezember 2006 eine Gelbsucht, und am 22. desselben Monats wurde bei ihm Bauchspeicheldrüsenkrebs diagnostiziert. Er konsultierte mich zum ersten Mal am 18. Januar 2007. Ab dem 25. Januar lag er im Krankenhaus. Da eine Operation nach einer Therapie mit Baryonenbestrahlung geplant war, wies ich ihn an, täglich dreimal 80 ml EM-X zu nehmen.

Da der Patient nach der Operation am 21. Februar nichts essen konnte, setzte er die Einnahme von EM-X selbständig ab, begann aber im März wieder damit. Da EM-X auch eingenommen werden sollte, wenn man nichts isst, wies ich ihn an, pro Gabe weiterhin 80 ml zu nehmen.

Am 11. Dezember 2007 hörte ich, dass er bei guter Konstitution sei, und so wurde die EM-X Dosis auf 60 ml pro Gabe reduziert. Derzeit ist er bei bester Konstitution und nimmt auch wieder zu. Deshalb reduzierte ich die EM-X Dosis ein weiteres Mal auf 50 ml pro Gabe.

Wie bereits erklärt, ist Bauchspeicheldrüsenkrebs sehr schwer vollständig zu heilen. Dieser Patient hat nach der Operation bisher ein Jahr überlebt und er nimmt sogar wieder zu. Ich hoffe, dass er vollständig geheilt werden kann, und werde ihn weiterhin beobachten.

Das Haar wurde wieder schwarz und der Zustand besserte sich zusehends

Beispiel von krankhaften Veränderungen des Zahnfleisches am Oberkiefer: Mann, 76 Jahre

Bei diesem Mann wurden bösartige Veränderungen des Zahnfleisches am Oberkiefer diagnostiziert. Vor der Operation wurde er mit 45 Gy bestrahlt. Im November wurde operiert und gleichzeitig ein Lymphknoten an der rechten Seite des Kopfes entfernt. Bis zum Mai des folgenden Jahres trat keine bösartige Veränderung mehr auf. Als er mich am 9. Mai zum ersten Mal konsultierte, wies ich ihn an, täglich dreimal 70 ml EM-X zu nehmen. Hier der weitere Verlauf der Krankengeschichte:

12. Juni: Das Haar war wieder schwarz geworden. Da die Stelle, wo der Lymphknoten entfernt worden war, sich entzündet hatte, war die rechte Hand des Patienten leicht taub geworden; er nahm aber weiterhin EM-X in derselben Dosis zu sich.

13. Juli: Der Kopf wackelte leicht. Zwei Tage vorher hatte er den Kopf mit MRI (Magnetresonanzuntersuchung) untersuchen lassen. Die Taubheit der Hand war zurückgegangen. Die EM-X Dosis wurde auf 60 ml pro Gabe reduziert.

17. August: Die Untersuchung des Kopfes war ohne Befund. Hals und der untere Bereich des Kinns waren geschwollen, aber auch die

Computertomographie zeigte keinen Befund. Man untersuchte ihn wegen Verdachts auf Magengeschwüre, aber auch hier gab es keinen Befund. Die EM-X Dosis blieb unverändert.

14. September: Ich erhielt die Nachricht, dass der Patient eine sehr gute Konstitution hat.

27. September: Routineuntersuchung ohne Befund. Der Zustand ist so gut, dass die EM-X Dosis auf 50 ml pro Gabe reduziert wird.

8. November: Die Schwellung ist zurückgegangen. Die EM-X Dosis wird auf 40 ml pro Gabe reduziert.

20. Dezember: Routineuntersuchung ohne Befund.

4. April 2007: Radiologische Untersuchung. Da der Zustand gut ist, wird eine Computertomographie für ein halbes Jahr später geplant.

20. Juni: Alles läuft bestens und die EM-X Dosis wird auf 20 ml pro Gabe reduziert.

10. Oktober: Die Computertomographie des Kopfes und Schädelbereiches war ohne Befund. Auch die Röntgenaufnahme des Thorax ist ohne Befund. Die EM-X Dosis bleibt unverändert.

11. Januar 2008: Leichte Anämie, aber die MRI des Kopfes bleibt ohne Befund. Die EM-X Dosis bleibt unverändert und der Patient steht weiterhin unter Beobachtung.

Bei diesem Mann hatte eine bösartige Geschwulst am Oberkieferzahnfleisch Metastasen in den Lymphknoten ausgestreut. In einem solchen Fall ist in der Regel eine vollständige Heilung sehr schwierig. Aber wie schon die frühzeitige Schwarzfärbung des Haupthaares nach Beginn der EM-X Therapie zeigt, wirkt EM-X in diesem Fall besonders gut. Ich denke, dieser Fall wird sich erfreulich entwickeln.

Andere Beispiele für ein Zurückgehen der Krankheit und Milderung von Symptomen

Leukämie: Frau, 44 Jahre

Bei dieser Frau wurde im Oktober 2003 Leukämie diagnostiziert; die Krankheit brach immer wieder von Neuem aus. Die Anzahl der Leukozyten betrug 1500 bis 2000. Als sie mich am 9. April 2004 zum ersten Mal konsultierte, wies ich sie an, täglich dreimal 30 ml EM-X zu nehmen, und gab

ihr den Rat, parallel dazu täglich drei Multivitamintabletten zu schlucken.
Hier ist der weitere Verlauf der Krankengeschichte:

Juli: Beginn der Einnahme des Präparates Glivec[6] aus der zielgerichteten Therapie. Die Anzahl der Leukozyten stieg auf 3000.

Dezember: Ihr jüngerer Bruder spendete Knochenmark, so dass eine Knochenmarktransplantation durchgeführt werden konnte. Sie nahm immer noch dieselbe Dosis EM-X ein.

9. Februar 2006: 14 Monate nach der Transplantation. Kein erneuter Ausbruch der Krankheit. Seit Beginn der Einnahme von EM-X sind etwa zwei Jahre vergangen, seitdem hatte sie pro Gabe 20 ml zu sich genommen.

15. Oktober 2007: Sie nimmt immer noch dieselbe Dosis EM-X ein, und bis heute ist die Krankheit nicht wieder ausgebrochen.

6   Das Präparat „Glivec" aus der zielgerichteten Therapie
Man hat begonnen neue Krebspräparate zu entwickeln. Eine Art davon sind die Präparate für die zielgerichtete Therapie. Präparate der zielgerichteten Therapie sind Medikamente, die direkt oder indirekt nur auf die den Krebs verursachenden Moleküle der Enzyme und Rezeptoren wirken. Als Beispiel dafür ist das gegen Leukämie entwickelte Präparat Glivec. Es ist von den Krankenkassen anerkannt. Sein Wirkungsgrad ist sehr effektiv, so dass durch die Kombination mit Glivec auch die Effektivität der Therapie mit wirksamen Antikrebsmitteln gesteigert werden kann.
Glivec dringt in die Krebszellen ein, und um die Krebszellen zu vernichten, vereinigt es sich mit dem kranken Eiweiß und verhindert die Vermehrung sowie die Energiezufuhr zu den Zellen. Das heißt, die Krebszellen verhungern, wenn sie keine Energie mehr bekommen, und sterben ab. Da sie nur die Krebszellen angreifen, haben diese Medikamente im Vergleich zu den herkömmlichen Antikrebsmitteln weniger Nebenwirkungen. Es wird berichtet, dass die Überlebenschancen für fünf Jahre bei 90 % liegen, und es heißt, dass sie auch bei Metastasierung und in der akuten Übergangszeit wirken. Da Glivec ein Medikament zur Einnahme ist, wird damit auch eine ambulante Behandlung möglich. Auch das ist ein großer Vorteil. Es wurden auch noch andere Arten von Medikamenten für die zielgerichtete Therapie entwickelt, die auch bereits in der Therapie eingesetzt werden.
Es gibt also mit der zielgerichteten Therapie eine neue Krebstherapie. Die vier herkömmlichen Therapieformen sind Antikrebsmittel, Hormontherapie, wodurch das Wachstum und die Fortpflanzung der Krebszellen behindert wird (hauptsächlich männliche und weibliche Hormone, die in der Hormontherapie unterdrückt werden; bis heute wird diese Therapie bei Prostatakrebs, Brustkrebs, Eierstockkrebs etc. eingesetzt), Strahlentherapie und Operation. Zu diesen tritt die zielgerichtete Therapie als ein Art von Antikrebsmitteltherapie hinzu. So hat sich die Krebstherapie in den letzten Jahren stark verändert und ich vermute, dass die zielgerichtete Therapie in Zukunft die beliebteste Therapieform sein wird. Allerdings wird die sie noch nicht bei allen Krebsarten eingesetzt. Da durch die Entwicklung der Gentechnologie von nun an ein Medikament

der zielgerichteten Therapie nach dem anderen auf dem Markt kommen wird, braucht die Onkologie die Entdeckung neuer Gene. Man kann also sagen, dass nun das Zeitalter angebrochen ist, in dem die verschiedene Krebsarten verursachenden Gene entdeckt werden. Und als ein Mittel, das bei paralleler Einnahme die Wirkung der Medikamente der zielgerichteten Therapie noch verstärkt, wird EM-X in diesem neuen Zeitalter so nötig sein wie noch nie.

Blasenkrebs: Mann, 66 Jahre

Bei diesem Mann wurde im Oktober 2003 Blasenkrebs diagnostiziert, der bei einer minimalinvasiven Operation entfernt wurde. Nach der Operation wurde dem Patienten zur Therapie eine Tuberkuloseimpfung mit lebenden Kulturen (BCG-Therapie) gespritzt. Wenn Impfstoffe mit lebenden Kulturen gespritzt werden, hat der Patient danach Schmerzen.

Da im Juli 2004 der Tuberkuloseimpfstoff mit lebenden Kulturen in die Hoden eindrang und diese sich entzündeten, wurden die Spritzen eingestellt. Im August rezividierte der Blasenkrebs, und der Patient wurde ein zweites Mal operiert. Der Patient nahm bereits seit 5 Jahren EM-X ein, aber nun wurde die EM-X Dosis auf 100 ml pro Tag erhöht.

Im Mai 2005 rezividierte der Krebs ein weiteres Mal und der Patient wurde ins Krankenhaus eingeliefert. Man überlegte, ob die Blase vollständig entfernt werden sollte. Als der Patient mich am 24. Juni das erste Mal konsultierte, wies ich ihn an, dreimal täglich 80 ml EM-X zu nehmen. Hier ist der weitere Verlauf der Krankengeschichte:

6. September: Die Endoskopie vom 29. August ergab keinen Befund. Die EM-X Dosis wurde auf 70 ml pro Gabe reduziert.

26. Dezember: Die Untersuchung auf Blasenkrebs ergab keinen Befund. Diagnose von Hepatitis C. Die Anzahl der Viren betrug zu dem Zeitpunkt 2400. Da kein Befund von Blasenkrebs vorlag, wurde die EM-X Dosis auf 60 ml pro Gabe reduziert.

24. April 2006: Die Endoskopie ergab keinen Befund von Blasenkrebs. Die EM-X Dosis wurde auf 40 ml pro Gabe reduziert.

26. August: GOT-Wert 39, GPT-Wert 57.

27. September: Nachricht, dass der Harnsäurewert hoch sei. Die Prostata-Untersuchung erbrachte einen PSA-Wert (normalerweise unter 4) von 6, einen GOT-Wert von 40 und einen GPT-Wert von 55. Die Blasenendoskopie ergab keinen Befund. Die Dosis von EM-X wurde auf 30 ml pro Gabe reduziert.

57

27. November: Nachricht, dass der Tumormarker VKA (normalerweise unter 40) bei 22 lag. Der GOT-Wert lag bei 40, der GPT-Wert bei 60. Die EM-X Dosis wurde nicht verändert.

18. Januar 2007: Nachricht, dass der Patient positive Fortschritte mache.

12. Mai: Die Urinuntersuchung zeigte eine okkulte Reaktion (2+), es besteht also kein Grund zur Sorge. Positive Fortschritte.

24. August: Die Blasenendoskopie zeigte, dass die Blase sauber war. Die EM-X Dosis wurde auf 20 ml pro Gabe reduziert; der Patient erhielt die Anweisung, EM-X noch über eine lange Zeit hinweg zu nehmen. Damals erhielt ich auch die Nachricht, dass irgendwann einmal ein Muttermal verschwunden war.

Dezember: Bis zu diesem Zeitpunkt bleibt die Blase ohne Befund. Der Patient macht gute Fortschritte und nimmt weiterhin EM-X.

Schilddrüsenkrebs: Frau, 69 Jahre

Diese Frau wurde 2003 wegen Schilddrüsenkrebs operiert, im Februar 2006 wurden dann Metastasen in den Rippen entdeckt. Sie wurde mit Zometa[7] behandelt, aber dann stellte sich eine Depression ein. Im März 2007 wurde ein Lungenschatten festgestellt und es bestand der Verdacht auf Metastasen. Die Patientin konsultierte mich am 11. Juli zum ersten Mal und ich wies sie an, täglich dreimal 80 ml EM-X zu nehmen, aber aus finanziellen Gründen beschloss die Patientin selbst, täglich nur dreimal 40 ml EM-X, aber parallel dazu zweimal 15 ml EM1 zu nehmen. Hier ist die weitere Entwicklung der Krankengeschichte:

7. August: Gute Konstitution, nicht mehr so müde. EM-X in derselben Dosis weiterhin einnehmen.

28. September: Das Atmen fiel ihr leichter, und das Haar war wieder schwarz geworden. Auch die Lungenfunktion hatte sich verbessert.

9. November: Die Patientin nimmt weiterhin parallel EM-X und EM1; ihre Entwicklung verläuft positiv.

---

7   Zometa
    Zometa gehört zur dritten Generation der Biphosonate und verringert oder verlangsamt jede Art von Knochenzerfallserscheinungen wie Knochenschmerzen, Knochenbrüche, Druckmyelitis bei Patienten mit jeder Art von Knochenkrebs. Solche Knochenzerfallserscheinungen inklusive Knochenschmerzen, krankhafter Brüche und Druckmyelitis erschweren die Behandlung des Patienten und behindern ihn im Alltagsleben. Es ist

auch weit verbreitet als Präparat gegen erhöhte Kalziumwerte im Blut und zur Prophy-
laxe gegen krankhafte Knochenveränderungen durch multiple Knochenmarktumore
oder Metastasen in den Knochen von verschiedenen Krebsarten. Zometa bietet eine
effektive Therapie von Knochenschmerzen wegen Knochenmetastasen von Brustkrebs
und Prostatakrebs.

Speiseröhrenkrebs: Mann, 68 Jahre (Stadium IV)

Dieser Mann konsultierte mich zum ersten Mal am 18. April 2006. Zwei
bis drei Wochen früher war bei ihm Speiseröhrenkrebs diagnostiziert worden, der 6 cm über der Magenpforte lag und bereits die äußerste Schicht
der Speiseröhre erreicht hatte. An fünf Lymphknoten hatte er Metastasen
und diese drückten auf sein Herz. Er bekam eine Strahlentherapie und Antikrebsmittel und für später war eine Operation geplant. Deshalb wies ich ihn
an, täglich dreimal 80 ml EM-X einzunehmen. Hier die weitere Entwicklung seiner Krankengeschichte:

13. Mai: Einlieferung ins Krankenhaus mit Lungenentzündung. Zu diesem
    Zeitpunkt setzt der behandelnde Arzt EM-X ab. Die Lungenentzün-
    dung wurde behandelt und der Patient wieder entlassen.

21. Juli: Operation. Die Krebsgeschwulst ist 6 cm groß. Gleichzeitig wur-
    den auch die Lymphknoten entfernt.

3. August: Die EM-X Dosis wurde auf 60 ml pro Gabe verringert.

17. Januar 2008: Der Patient berichtet, laut behandelndem Arzt habe er
    keinen Befund mehr. Die EM-X Dosis wird auf 20 ml pro Gabe
    reduziert.

Derzeit steht der Patient weiterhin unter Beobachtung. Dass ein Krebs im
Stadium IV überhaupt behandelt werden konnte, darf als das Verdienst
von EM-X angesehen werden.

Maligne Lymphome: Frau, 51 Jahre

Maligne Lymphome sind Tumore, die im lymphatischen System entstehen.
Das lymphatische System bildet das Immunsystem des Menschen und besteht aus den Lymphknoten, der Thymusdrüse, der Milz, den Mandeln, den
die Lymphknoten verbindenden Lymphgefäßen und der in den Lymphgefäßen fließenden Lymphe. Die wichtigsten Zellen des lymphatischen
Systems sind die Lymphozyten genannten weißen Blutkörperchen. Die
Lymphe besteht aus Flüssigkeit und Lymphozyten und mündet in das

59

Blut. Da das lymphatische System sich auf den ganzen Körper erstreckt, können die bösartigen Tumore – besonders die Non-Hodgkins-Lymphome – überall im Körper entstehen.

Folgende Therapien von malignen Lymphomen stehen zur Verfügung:

- Strahlentherapie
- Chemotherapie (Antikrebsmittel)
- Biologische Mittel (Anti-CD20-Antikörper)
- Abwartende Beobachtung
- Hematopoetische Stammzellen-Transplantation: Eigentransplantation, allogenische Transplantation

(Auszug aus den Informationen des Informationsdienstes für Krebsbekämpfung des Japanischen Krebszentrums)

Zum Krankenbild der malignen Lymphome und dem therapeutischen Nutzen der angewandten Heilmethoden wurden in den vergangenen zehn Jahren ziemlich viele Daten gesammelt. Wenn mit den herkömmlichen Therapien kaum eine Heilung zu erwarten ist, kann man die Überlebenschancen mit einer Kombination der neuen zielgerichtete Therapie und der Eigentransplantation von hematopoetischen Stammzellen erhöhen.

Allerdings sind wir noch weit davon entfernt, alle Patienten behandeln zu können, und eine weitere Verbesserung der Therapien ist wünschenswert. Ein Weg dazu sind klinische Tests. Was sind denn eigentlich die herkömmlichen Krebstherapien? Diese Frage bleibt wohl für Ärzte und Patienten auf der ewigen Suche nach immer besseren Therapien unbeantwortet.

Bis zum heutigen Tag wurde keine Therapie von malignen Lymphomen mit einer Überlebenschance von mehr als zehn Jahren bekannt. Als die im Folgenden vorgestellte Patientin mich konsultierte, waren seit der Diagnose der malignen Lymphome schon zehn Jahre vergangen. Sie hatte alle Therapieformen für diese Krankheit ausprobiert und ich habe das Gefühl, dass sie als eine weitere Therapieform EM-X ausgewählt hatte.

Es wäre ja doch wünschenswert, dass EM-X bei der weiteren Therapie Wirkung zeigte, und ich verfolgte die Krankengeschichte mit großer Hoffnung. Nun möchte ich Ihnen diese Patientin vorstellen:

1997: Tumor in der linken Leistengegend. Drei Zyklen Antikrebsmittel, Strahlentherapie.

Dezember 1998: Tumor von der Größe eines Hühnereies am Lymphknoten seitlich am linken Brustkorb. Sechs Zyklen Antikrebsmittel, Strahlentherapie.

Oktober 2000: Lymphknoten am rechten Schlüsselbein. Acht Zyklen Antikrebsmittel. Übelkeit.

September 2002: Operation an der äußeren linken Leistengegend. Entfernung des Tumors.

Mai 2003: Tumor auf dem Kopf, auf der linken Seite. Es handelte sich auch hierbei um ein Lymphom. Transplantation von Stammzellen aus der Leistengegend.

Juli 2006: Bei der PET-Untersuchung (Positronenemissionstomographie) wurden am Zwerchfell drei Lymphome entdeckt.

22. Juli: Erstmalige Konsultation. Anweisung, täglich dreimal 80 ml EM-X einzunehmen.

19. August: Nach einer Stammzellentransplantation Neigung zur Verstopfung. Anweisung täglich zweimal nach dem Essen zehn ml EM1 zu nehmen.

9. September: Keine Wirkung auf die Verstopfung. Erhöhung der Dosis von EM1 auf 15 ml pro Gabe.

30. September: Bei einer zweiten PET-Untersuchung stellte sich heraus, dass sich die Tumore am Zwerchfell leicht vermehrt hatten und etwas größer geworden waren; die Diagnose auf maligne Lymphome wurde bestätigt. Man berichtet mir, dass die Transplantation wirkungslos geblieben war. Beginn der Einnahme von Ritsukisan. Aus finanziellen Gründen wurde die EM-X Dosis auf täglich dreimal 40 ml reduziert, aber weiterhin eingenommen.

1. Mai 2007: Obwohl bei den Computertomographien im Dezember des Vorjahres und im Februar keine Veränderung zu sehen war, wurde bei der PET-Untersuchung hinter dem Zwerchfell ein Schatten entdeckt.

30. Mai: Die PET-Untersuchung ergab, dass von den Lymphknoten in der Nähe des Zwerchfelles der rechte sich vergrößert und der linke sich verkleinert hatte.

6. Juli: Da die Wand des Querdickdarmes sich verdickt hatte und fest geworden war, wurden eine Schleimhautuntersuchung und eine Darmspiegelung durchgeführt. Keine Lymphome. Die Patientin nimmt weiterhin 40 ml EM-X pro Gabe und steht unter Beobachtung.

Kapitel 3

Gesundheit für den ganzen Körper durch die Antioxidationskraft von EM-X

EM-X hat eine starke Antioxidationskraft

Vor mehr als 15 Jahren fiel mir die starke Antioxidationskraft von EM-X auf. Heutzutage ist der Begriff „Antioxidationsmittel" durchweg bekannt, und das Zusetzen der Vitamine C und E sowie von Polyphenol und anderen Antioxidantien zu Nahrungsmitteln jeglicher Art ist weit verbreitet. Es wird zwar behauptet, dass diese Substanzen wirkungsvoll vor Alterung und Krankheiten schützen, aber es gibt kaum jemanden, der erklären kann, wie sie im Körper tatsächlich wirken.

Unsere normale Atmung wirkt bereits oxidativ. Der Sauerstoff, den unsere Lunge aufnimmt, wird an alle Körperzellen weitergeleitet, um dort die (organischen) Nährstoffe zu zerlegen und die für unsere Aktivitäten nötige Energie zu erzeugen. In diesem Prozess, bei dem Nährstoffe und Sauerstoff in Energie umgewandelt werden, entsteht etwa 2 % Sauerstoff mit starker Oxidationskraft, das sind die *freien Radikale*. Allerdings haben freie Radikale auch sehr wichtige, für uns lebensnotwendige Funktionen. Eine davon ist die Kraft, Krankheitskeime zu vernichten, und die Fähigkeit, Giftstoffe zu zersetzen. Wenn Bakterien und Viren in den Körper eindringen, stoßen die Leukozyten (genauer: die neutrophilen Granulozyten) und die Makrophagen (Immunzellen) selbst freie Radikale aus, und mit deren starker Kraft vernichten sie die Krankheitserreger und Toxine. So sind die freien Radikale nützliche und zuverlässige Stoffe. Nur wenn sie überhandnehmen, verursachen sie beängstigend schlimme Schäden.

Wenn freie Radikale entstehen, werden sie von körpereigenen Antioxidantien (Radikale-Fänger) vernichtet, und deshalb ist der Körper zunächst einmal geschützt. Der Grund, warum wir zusätzlich Antioxidantien zu uns nehmen müssen, liegt darin, dass wir heute in einer Welt voll schädlichen Sauerstoffes leben und diesen mit jedem Atemzug einatmen. Jede einzelne der 60 Billionen Zellen, aus denen unser Körper besteht, sind von einer Zellmembran umgeben, die zu einem Teil aus ungesättigten Fettsäuren besteht, wie wir sie als Hauptbestandteile des Salatöls kennen. Wenn nun die freien Radikale überwiegen, werden diese ungesättigten Fettsäuren oxidiert und die Geninformationen in der Zelle können sich nicht mehr entfalten, was wiederum verschiedene Störungen hervorruft.

Normalerweise sind die Menge an freien Radikalen und diese neutralisierenden Antioxidantien (Superoxiddismutase SOD) im Körper ausgewogen.

63

Aber mit zunehmendem Alter, durch äußere Einflüsse wie Luftverschmutzung und Strahlenbelastung sowie Rauchen, Stress, Pestizidrückstände, Lebensmittelzusätze, Alkoholexzesse usw. wird diese Balance im Körper gestört. Die freien Radikale greifen die Zellen an und verursachen Krankheiten, wie z.B. Neurodermitis, Heuschnupfen, Herzleiden, Schlaganfälle und Krebs. Die Einnahme von Antioxidantien wie z.B. EM-X ist die beste Methode, um diese von freien Radikalen erzeugten Schäden zu reparieren.

EM-X (seit 2009 EM-X Gold) ist ein Antioxidans, das aus den Stoffwechselprodukten einer Mischung von mehr als 80 Arten von für den Menschen förderlichen organischen Mikroorganismen (z.B. Milchsäurebakterien, Hefen, Photosynthesebakterien u.v.m.) gewonnen wird und neben vielen Arten von natürlichen Vitaminen, Mineralien (40 Arten), Flavoniden, Saponin usw. auch Aminosäuren, wie z.B. L-Alanin, L-Glutamin usw. enthält. Die hervorragende Antioxidationskraft und Immunaktivierungsfunktion haben sich in den vielen Jahren meiner telefonischen Beratung bestätigt.

Darf ich Sie auf einen kleinen Exkurs einladen? Seitdem ich telefonische Beratungen durchführe, höre ich oft, dass weißes Haar wieder schwarz wurde, oder dass Falten, Sommersprossen, Muttermale verschwanden, oder eiternde Stellen nach Zahn-Extraktionen heilten. Statistisch gesehen treten bei jeder 13. Person besonders deutlich sekundäre Wirkungen auf. Da EM-X auf alle Zellen wirkt, ist das nur natürlich.

In letzter Zeit werden auch Kosmetika häufig Antioxidantien zugesetzt, weil sie die Fähigkeit haben, Falten zu glätten und den Alterungsprozess der Haut zu verlangsamen. Da gerade eine meiner Mitarbeiterinnen Kosmetika mit Astaxantin verwendete, das nachweislich die 500-fache Antioxidationskraft von Vitamin E (Alpha-Tokopherol) hat, haben wir die Wirkung überprüft. Astaxantin ist ein Karotin – roter Farbstoff, der z.B. reichlich in Seegras enthalten ist und über die Nahrungskette auch in Krebsen, Lachs, Garnelen, Hummer etc. enthalten ist. Da dieser Stoff über eine stärkere antioxidative Kraft als die übrigen Karotinoiden verfügt, heißt es, er könne die im Körper durch ultraviolette Strahlen verursachten Schäden neutralisieren. Ultraviolette Strahlen sind die Ursache von Flecken, Falten sowie Hautkrebs und lassen die Haut altern. Ein Versuch mit Mäusen ergab, dass die Astaxantin-Gruppe die ultravioletten Strahlen besser vertrug als die Beta-Karotin-Gruppe.

Heutzutage scheinen in den Produkten fast aller japanischen Kosmetik-hersteller Antioxidantien beigemischt zu sein. Sehen Sie sich doch einmal die Produkte an, die Sie selbst benutzen. Meines Erachtens enthalten sie bestimmt Antioxidantien. Die Kosmetikartikel wirken aber nur auf die Hautpartien, auf die sie direkt aufgetragen werden; bei der oralen Einnahme wirken Antioxidantien aber im ganzen Körper. Es sollte damit eine Verbesserung der Haut am ganzen Körper feststellbar sein und sich der gesamte Gesundheitszustand verbessern. Warum Antioxidantien nur in Kosmetikartikeln einsetzen? Es gibt doch EM-X, das eine viel stärkere Antioxidationskraft besitzt und viel wirksamer ist. Es konserviert natürlich auch die Schönheit der Haut von innen her, aber es hat sich auch bei der Gesundheitsförderung allgemein bewährt.

Anschließend möchte ich Ihnen einige Fälle anderer Krankheiten als Krebs vorstellen, bei denen durch die Einnahme von EM-X die Krankheit gelindert wurde oder sich die Symptome gebessert haben.

Nervenzellen werden aktiviert und die Lähmung geht zurück

Zerebralinfarkt: Frau, 76 Jahre
Diese Frau erlitt am 5. Januar 2007 einen Zerebralinfarkt, danach war sie rechtsseitig gelähmt. Sie erlangte ihre Sprechfähigkeiten wieder, aber das Taubheitsgefühl in der rechten Hand und im rechten Fuß sowie die Schwer-fälligkeit in den Bewegungen hielten an.

Sie konsultierte mich am 3. September 2007 telefonisch und ich wies sie an, dreimal täglich 20 ml EM-X einzunehmen. Zwei Monate später spürte sie überschüssige Kraft in den Beinen, und wenn sie dann mit ih-ren noch immer gekrümmten Fingern herumlief, fühlte sie sich sehr steif. Außerdem war sie immer noch schwerfällig, aber das Taubheitsgefühl in den Fingern war verschwunden und die Lähmung besserte sich. Schließlich konnte sie sogar nähen und den Haushalt versehen; sie berichtete freudig: „Ich bin so dankbar, dass ich mich so gut fühle."

In letzter Zeit werden Zerebralinfarkt-Patienten mit einer Nerven-lähmung in der Universitätsklinik Sapporo erfolgreich mit folgender The-rapie behandelt: Sie bekommen Stammzellen in die betreffende Stelle ins Knochenmark gespritzt, um die Regeneration der Kapillaren anzuregen.

65

Gleichzeitig werden aus den Stammzellen die Nährstoffe für die Nervenzellen extrahiert und dank dieser Nährstoffe können die geschädigten Nervenzellen regeneriert werden.

Dass in diesem Fall die gleichen Ergebnisse erzielt wurden, kommt daher, dass bereits nachgewiesen ist, dass „EM-X die geschädigten Nervenzellen aktiviert und regeneriert".

Da auch bei einem Herzinfarkt genau der gleiche Mechanismus abläuft, ist es vorstellbar, dass diese Therapie auch bei einem Herzinfarkt genauso wirken würde.

Bis zu diesem Zeitpunkt hatte ich geglaubt, dass nach einem Zerebralinfarkt möglichst früh – innerhalb von drei Monaten nach dem Infarkt – mit der Einnahme von EM-X begonnen werden müsse, um eine Wirkung zu erzielen. So war ich überrascht, dass in diesem Fall eine Regeneration möglich war, auch wenn bereits acht Monate vergangen waren. EM-X ist eine Substanz, die den aktiven Sauerstoff (freie Radikale) aus dem Körper entfernt und gleichzeitig über die Fähigkeit verfügt, die Nervenzellen zu regenerieren.

Von den Menschen, die EM-X bereits einnehmen, höre ich des Öfteren: „Das Haar ist dunkler geworden." Auch in diesem Fall bin ich der Meinung, dass EM-X eine Regenerationskraft besitzt, so dass sich der Organismus bei Einnahme über einen längeren Zeitraum hinweg verjüngt.

Ich habe hier ein jüngeres Beispiel der Anwendung von EM-X vorgestellt, und ich glaube, dass in Zukunft noch mehr solcher Fälle meine Thesen untermauern werden.

Immunfunktion der Leber verbessert und eine Infektion mit Hepatitis C geheilt

Hepatitis C: Frau, 55 Jahre

Bei dieser Frau wurde im Dezember 1992 wegen einer durch Endometriose entstandenen Eiterblase der rechte Eierstock entfernt. Damals wurde bei ihrer Untersuchung eine Hepatitis C festgestellt. Der behandelnde Arzt erklärte, dass es unklar sei, wie sie sich angesteckt hatte, aber die Wahrscheinlichkeit sei groß, dass es bei der Bluttransfusion bei einer Operation eines Uterusmyomes 1989 dazu gekommen war.

Danach hatte sie fast zehn Jahre lang keine Symptome gehabt, aber alle drei Monate wurde sie auf Hepatitis C untersucht und der Fortschritt der Krankheit beobachtet. Da die GOT- und GPT-Werte niemals 100 überstiegen, unternahm man damals nichts.

Worauf es mir hier ankommt, ist, dass die Patientin nach der Operation des Uterusmyomes begann, selbst nach eigenem Ermessen täglich einmal 5 ml EM-X einzunehmen, und dies bis heute tut.

Da seit etwa 1998 die Leberwerte allmählich anstiegen, erhöhte sie nach eigenem Ermessen die Dosis EM-X auf einmal 10 ml täglich. Als im Jahre 2001 sowohl der GOT- als auch der GPT-Wert 100 überschritten und sie sich müde fühlte, riet man ihr zwar, ins Krankenhaus zu gehen, aber wegen der Arbeit lebte sie ein Jahr lang so weiter.

Im September 2002 ließ sie sich die Leberfunktionen untersuchen und ging dann ins Krankenhaus, um mit Interferon behandelt zu werden. Man begann eine Parallelbehandlung mit Interferon-α und Rebetol (Ribavirin), aber da Nebenwirkungen wie Schwindelgefühl, Fieber, Händezittern auftraten, wurde die Behandlung nach einigen Gaben abgebrochen. Allerdings hatten sich nach nur einer Woche die Leberfunktionswerte normalisiert. Der Test auf Viren war positiv. Da die Symptome wie Müdigkeit sich noch immer nicht gebessert hatten, änderte man die Therapie. Im November begann sie Interferon-β zu nehmen, aber die Nebenwirkungen wurden nur noch schlimmer, so dass die Therapie nach nur zwei Wochen wieder abgebrochen wurde. Die Leberwerte bei der Entlassung aus dem Krankenhaus waren normal, aber auch diesmal war der Test auf Viren positiv.

Am 8. Januar 2003 konsultierte die Patientin mich zum ersten Mal telefonisch, und ich wies sie an, täglich dreimal 20 ml EM-X einzunehmen. Später wies ich sie an, die Dosis auf 30 ml pro Gabe zu erhöhen, und sie nimmt auch heute noch regelmäßig EM-X ein. Einmal, als ein leichter Husten nicht vorübergehen wollte, ließ sie sich wegen Verdachts auf Asthma im Krankenhaus untersuchen. Als sie später Beschwerden an den Gelenken hatte, ließ sie sich von einem Orthopäden untersuchen und nahm dann neben EM-X auch Medikamente aus der traditionellen chinesischen Medizin ein.

Im Jahre 2004 ließ sie in ihrem Heimatort einen Gesundheitscheck durchführen. Bei dem sehr sensiblen Virencheck fiel der Test auf Hepatitis C-Viren negativ aus. Zur Vorsicht wiederholte sie den Test im damals behandelnden Krankenhaus, aber der Virentest blieb tatsächlich negativ. Der behandelnde Arzt war sehr erstaunt, dass – obwohl die Behandlung mit Interferon abgebrochen wurde – die Viren verschwunden waren.

Man kann also aus dieser Krankengeschichte folgern, dass die Hepatitis C-Viren durch das EM-X verschwanden. Zwar habe ich vielen Hepatitis C-Patienten die Einnahme von EM-X empfohlen, aber solche Fälle von eindeutiger Heilung sind keinesfalls häufig. Allerdings dürfte dieser Fall für die Patienten mit der schwer heilbaren Krankheit Hepatitis C eine gute Nachricht sein.

Schon auf dem Internationalen EM-Medizin-Kongress im Jahre 2002 wurde mit der Veröffentlichung der Ergebnisse aus den „Versuchen zur Suppression von Hepatitis B- und C-Viren mit EM-X" durch die Professoren Bin Ke und Teruo Higa aus dem EM-Forschungsinstitut sowie den gemeinschaftlichen Forschungen des chinesischen Forschungsinstitut für Pharmakologie in Guangxi, dem 2. Naturwissenschaftlichen Institut der Medizinischen Fakultät der Ryukyu-Universität und des Instituts für Gartenbau an der Landwirtschaftlichen Fakultät der Ryukyu-Universität, bereits gezeigt, dass EM-X die Fähigkeit besitzt, die Hepatitis B- und C-Viren zu unterdrücken und die Leberfunktionen zu verbessern.

Typen von Hepatitis C-Erkrankungen unter den Patienten

1. Hoher Anteil an HCV-RNA im Blut = PCR (ca. 120)
2. Genotyp Ib: Das HCV-Gen gehört zur Gruppe 1

↓

Im Allgemeinen ist es schwierig, den Virus mit Interferon zu unterdrücken.

Bedingungen für eine einfache Unterdrückung des Hepatitis C-Virus durch Behandlung mit Interferon

1. Geringer Anteil an HCV-RNA im Blut
2. Genotypen 2a, 2b: Das HCV-Gen gehört zur Gruppe 2
3. Organisch betrachtet leichte Symptome
4. Anderes: Varianten des HCV

Allgemeine Effektivität von Interferon (in %)

Wirkung von Interferon-α allein   2 bis 3 %
Wirkung von Interferon-α + Ribavirin   10 bis 20 %

Wirkung von EM-X auf Hepatitis B und C

(aus dem Forschungsbericht von Professor Bin Ke)
1. Sowohl die 2,5- als auch die 5-fache Konzentration von EM-X unterdrückten signifikant HbsAg, HbeAg und HCV.
2. Die 10-fache Konzentration unterdrücke den HCV am effektivsten.
3. EM-X unterdrückte die reverse Transkriptase zu 53,4 %
4. EM-X unterdrückte den Hepatitis B- und C-Virus und verbesserte die Immunfunktion der Leber.

Nach ca. zwei Monaten Therapie verschwand der Mundgeruch

Nun möchte ich mich dem Problem des Mundgeruches zuwenden. Ein Patient mit Zungenkrebs nahm während seines Krankenhausaufenthaltes täglich 80 ml EM-X zu sich. Da er Krebs im Endstadium hatte, hatte er zwei Monate lang allein im Zimmer gelegen. Patienten mit Zungenkrebs und Kehlkopfkrebs haben sehr starken Mundgeruch, so stark, dass man es kaum mit ihnen im selben Zimmer aushält. Leider starb dieser Patient dann, aber er hatte keinen Mundgeruch mehr, und das Zimmer roch nicht unangenehm. Das ist ein Beweis dafür, dass EM-X eine erstaunliche Kraft entwickelte und den vom Krebs verursachten Mundgeruch beseitigte. Ich glaube auch, dass bei einer Einnahme von EM-X über etwa zwei Monate hinweg ganz allgemein Mundgeruch fast ganz verschwinden wird.

In letzter Zeit feiert die koreanische Küche große Erfolge in Japan: Speisen wie gebratenes Fleisch und Kimchi sind nun in der allgemeinen Bevölkerung angekommen, und Knoblauch wird immer häufiger gegessen. Kimchi ist reich an Vitaminen, und Eiweiß sowie Kalzium sind in ausgewogenen Mengen darin enthalten. Weil es durch Fermentation mit Milchsäurebakterien hergestellt wird, hat es eine ausgezeichnete Wirkung bei der Regulierung der Darmtätigkeit und stärkt die Immunkraft. Doch der Knoblauchgeruch nach dem Essen stört viele Menschen. Ich bin Arzt und ich darf die Patienten nicht durch Mundgeruch belästigen. Ich bemühe mich, mit Knoblauch gewürzte Speisen nur zu essen, wenn ich danach einen freien Tag habe.

Leider wirkt EM-X nicht bei Mundgeruch wegen Knoblauch. Ich möchte Sie also ausdrücklich darauf hinweisen, dass EM-X diese Wirkung nur bei krankhaftem oder chronischem Mundgeruch hat.

Wirksamkeit bei Körpergeruch, auch bei älteren Menschen

Männern mittleren und hohen Alters haben einen charakteristischen Geruch. Man weiß, dass dieser von einem Stoff namens Nonenal verursacht wird. Das ist ein ungesättigtes Aldehyd, das entsteht, wenn Fettsäuren aus den Talgdrüsen in der Nähe der Schweißdrüsen oxidieren und dann fermentieren. Der Talg von Männern mittleren und hohen Alters enthält altersbedingt mehr einer bestimmten Fettsäurenart. Je älter der Mann wird, desto mehr sinkt seine Fähigkeit, die Oxidation zu unterdrücken, und so entsteht Nonenal. Da das männliche Hormon einen großen Einfluss auf dieses Symptom hat, tritt es häufiger bei Männern als bei Frauen gleichen Alters, frühestens bereits ab Ende 30 auf.

Da bei diesem Mechanismus – wie bei der Zunahme von freien Radikalen – die hyperoxidierten Fette zunehmen, kann der Körpergeruch durch die kontinuierliche Einnahme von EM-X als Antioxidans gestoppt werden. Um den Körpergeruch älterer Menschen zu stoppen, ist es am effektivsten, täglich zweimal, morgens und abends auf nüchternen Magen jeweils 15 ml EM-X einzunehmen. Wenn das nicht hilft, kann man die Wirksamkeit mit der Einnahme von 10 ml EM1 zweimal täglich nach dem Essen steigern.

Warzen, Falten und Leberflecke verschwanden!

Beispiel 1: Frau, 66 Jahre

Diese Frau nahm während ihrer Behandlung mit Antikrebsmitteln ab dem 7. November 2007 einmal täglich zehn ml EM-X ein. Nachdem sie mich am 21. November zum ersten Mal konsultiert hatte, erhöhte sie die Dosis auf dreimal täglich 70 ml. Später berichtete sie mir, dass nach drei Wochen die auf ihrer Brust in großer Zahl entstandenen warzenartigen Gebilde verschwunden waren.

EM-X wirkt nicht nur bei Krebs, sondern gleichzeitig auch bei gutartigen Tumoren und Polypen. Neben dem Verschwinden von Polypen im Magen und Darm gibt es auch Fälle, in denen sich Myome in der Gebärmutter verkleinert haben.

Patienten berichten mir häufig, dass durch die Einnahme von EM-X Warzen verschwinden, Falten sich glätten oder das Haar wieder dunkler wird. Warzen sind in einem gewissen Sinne gutartige Tumore in der Haut. Und wenn man die Haare ebenfalls als einen Teil der Haut betrachtet, ist es nicht verwunderlich, dass sich bei den Menschen, bei denen EM-X sehr gut wirkt, sowohl die Haut als auch die Schleimhäute positiv verändern.

Beispiel 2: Mann, 73 Jahre

Dieser Mann, der seit dem Alter von vier oder fünf Jahren unter einem großen erhabenen Leberfleck (Durchmesser 1,5 cm) litt, begann aus gesundheitlichen Gründen am 13. September 1999 mit der Einnahme von EM-X und nimmt es seitdem regelmäßig. Dadurch hatte sich die Oberfläche des Leberfleckes im Juli 2004 verändert und zwei Jahre später, im August 2006, wurde er dünner und flacher. Der Patient freute sich sehr: „Der Leberfleck kann nur durch EM-X verschwunden sein!" Auch heute noch nimmt er regelmäßig EM-X.

Entfaltung der Wirksamkeit bei Retinopathie in Folge von Diabetes

Beispiel von Diabetes: Mann, 64 Jahre

Dieser Mann, der mich am 8. Oktober 2004 zum ersten Mal konsultierte, bekam wegen einer Retinopathie (Netzhauterkrankung) und Nierenschädigung als Folgeerscheinung seiner Diabetes eine Dialyse. Außerdem litt er unter einer Verengung des Rückenmarkskanals.

Diabetes war bei ihm schon vor mehr als zehn Jahren erkannt worden, und im Mai 2004 begann er mit der Dialyse. Im Oktober spritzte er Insulin. Der HbA1c-Wert (normalerweise bei 4,3 bis 5,8) lag bei 5,7, der Blutzucker in nüchternem Zustand (Normalwert unter 100) bei 170. Die Sehkraft beider Augen betrug weniger als 0,1. Er begann dann dreimal täglich 50 ml EM-X zu nehmen. Hier ist der weitere Verlauf der Krankengeschichte:

13. Januar 2005: Der Augenarzt sagte ihm, er habe Einblutungen im Glaskörper. Mit der Zeit wird Blut im Glaskörper zwar absorbiert, aber die ersten Fortschritte nach Beginn der Einnahme von EM-X zeigen sich erst nach drei Monaten. So wies ich ihn an, die Dosis auf 70 ml pro Gabe zu erhöhen.

18. Oktober: Überprüfung, ob eine Nierentransplantation von seiner Ehefrau möglich sei. Etwa um diese Zeit verschwanden die wolkenähnlichen Eintrübungen im Gesichtsfeld. Die Einnahme von EM-X wurde auf zweimal täglich reduziert.

8. November: Die Einblutungen im Glaskörper des rechten Auges waren absorbiert. Die Sehkraft erholte sich bis auf 0,5 bis 0,8. Er konnte

wieder die großen Überschriften der Zeitung lesen. Damals nahm er täglich 250 ml EM-X ein.

19. November: Die Sehkraft des rechten Auges, die sich zeitweilig auf 0,05 verschlechtert hatte, erholte sich wieder auf 0,1. Allerdings blieb ihm der Eindruck, als ob er die Welt durch einen Schleier betrachte. Seine Konstitution ist gut.

3. Dezember: Taubheitsgefühl und Schmerzen in den vier Extremitäten. Der vierte, fünfte und siebte Halswirbel waren eingeklemmt. Man empfahl ihm, dies operieren zu lassen. Eine Lendenwirbeluntersuchung ist geplant.

24. Dezember: Bericht, dass die Wirbelsäulenstriktur erfolgreich operiert wurde: das Taubheitsgefühl in den Beinen war verschwunden.

11. Januar 2006: Die Einblutungen in den Glaskörpern der Augen sind nicht vollständig absorbiert, aber die Sehkraft hat sich auf mehr als 0,7 verbessert.

1. Februar: Der Blutdruck, der vor der Dialyse 170 betragen hatte, fiel nach der Dialyse auf 140, aber er stieg dann wieder an. Auf den Verdacht hin, es handle sich um einen nierenabhängigen Bluthochdruck, wies ich ihn an, den Rat seines behandelnden Arztes zu suchen. Für Anfang Mai war die Nierentransplantation mit einer Spenderniere von seiner Frau geplant.

7. März: Wohl wegen eingeklemmter Halswirbel hatte der Patient seit zwei bis drei Wochen Schmerzen in beiden Daumen. Da dies im Zusammenhang mit der Wirbelsäulenoperation stehen könnte, wies ich ihn an, Rat beim behandelnden Arzt zu suchen.

2. Mai: Die Wirbelsäulenoperation war erfolgreich. Die Sehkraft beider Augen stieg auf 0,8 und der Augenarzt sagte ihm: „Nun brauchen wir keine Laseroperation mehr durchzuführen." Die Nierentransplantation wurde offiziell beschlossen.

1. Juni: An die Spitze der rechten Kranzarterie wurde ein Katheter gelegt. Der Patient nahm täglich 250 ml EM-X ein.

24. Juni: Ende der Nierentransplantation. Die Thrombozyten nahmen ab. Der Kreatinin-Wert (bei Männern normalerweise zwischen 0,8 und 1,2) lag bei 1,0. Die Sehkraft hatte sich rechts bis auf 1,2 und links auf 1,0 erholt. Der Patient nahm täglich dreimal 60 ml EM-X.

15. Juli: Der Kreatinin-Wert lag bei 1,4. Nach der Nierentransplantation nahm er ein Immunsuppressivum ein, und die EM-X Dosis wurde auf 100 ml pro Gabe erhöht.

5. August: Keine Abstoßungsreaktion der transplantierten Niere. Der Kreatinin-Wert war mit 1,0 fast normal.

9. September: Auch drei Monate nach der Nierentransplantation keine Symptome der Abstoßung, auch die Kreatinin- und Harnsäurewerte waren gut. Der Blutdruck, der früher bei 160/90 gelegen hatte, war nun bei 117/70 stabil. Auch der Zustand der Wirbelsäule und der Halswirbel war gut. Der Patient nahm 3 g Predonin (Stereoid), was eine Reduktion auf ein Drittel der vorherigen Menge bedeutete. Er spritzte weiterhin Insulin, aber der HbA1-c hatte sich bei 5,6 bis 5,7 stabilisiert, und auch die Entwicklung der Netzhaut verlief positiv.

Normalerweise wird der Kreatinin-Wert nach einer Nierentransplantation kaum besser als 1,3. Der behandelnde Arzt war überaus erstaunt und meinte, dieser Fall sei der beste unter mehr als 2000 Nierentransplantationen. Ich bin aber überzeugt, dass dies auf die Wirkung von EM-X zurückzuführen ist. Schon öfter war ich bei der Frage nach einer Netzhautoperation konsultiert worden, aber ich hatte immer abgeraten. Auch dieser Patient ließ sich nicht operieren, nimmt weiterhin EM-X und hat sich so weit wieder erholt, dass die Sehkraft beider Augen bei 1,2 liegt.

Auf Diabetes gehe ich im Kapitel 4 noch genauer ein und bitte Sie, werter Leser, auch dort nachzulesen.

Unfruchtbare Paare bekamen nach einer Therapie gesunde Kinder

Beispiel 1: Frau, 43 Jahre

Diese unfruchtbare Frau konsultierte mich erstmals am 8. Dezember 2004. Ich empfahl ihr, täglich dreimal 20 ml EM-X einzunehmen. Damals sagte ich ihr auch, dass es noch effektiver wäre, wenn beide Ehepartner es einnähmen. Hier ist der weitere Verlauf dieser Geschichte:

18. Februar 2005: Eine künstliche Befruchtung ist geplant. Die Dosis EM-X wird auf 60 ml pro Gabe erhöht.

9. Mai: Mir wird berichtet, dass die Patientin schwanger ist. Da aber noch die Gefahr einer Fehlgeburt besteht, nimmt sie weiterhin EM-X in derselben Dosis ein.

25. Dezember: Mit einem Gefühl der Dankbarkeit berichtet mir das Ehepaar von der Geburt eines Jungen und dass es in Anbetracht ihres Alters Mutter und Kind gut gehe.

Diese Patientin hatte mit 42 Jahren noch kein Kind bekommen, aber einige Fehlgeburten gehabt. Sie hatte dann – angefangen mit künstlicher Befruchtung – alle möglichen Therapieformen ausprobiert. Nun hatte sie als Spätgebärende noch ein Kind zur Welt gebracht und Mutter und Kind erfreuten sich bester Gesundheit. Auch während der Stillzeit nahm sie weiterhin EM-X ein.

Beispiel 2: Frau, 34 Jahre

Diese Frau, die mich am 6. November 2003 zum ersten Mal konsultierte, hatte bereits eine Fehlgeburt und befand sich wegen ihrer Unfruchtbarkeit in Behandlung. Ich wies sie an, täglich dreimal 20 ml EM-X zu nehmen. Daraufhin wurde sie am 20. Juli 2004 schwanger. Sie hätte das Kind beinahe wieder verloren, brachte es aber später gesund zur Welt.

Wenn Frauen mit einer Tendenz zur Fehlgeburt regelmäßig EM-X nehmen, können viele von ihnen doch ihre Kinder zur Welt bringen. Es ist effektiver, wenn beide Ehepartner EM-X einnehmen. Bis heute sind viele kinderlose Ehepaare durch die Einnahme von EM-X erfolgreich Eltern geworden. Ich denke, das liegt daran, dass sowohl die Eizellen als auch die Samenzellen aktiviert werden. Es würde mich sehr freuen, wenn noch viele kinderlose Paare es mit EM-X probieren würden.

Verstopfungsproblem gelöst

Beispiel von chronischer Verstopfung: Frau, 55 Jahre

Diese Frau konsultierte mich zum ersten Mal am 30. November 2006. Sie litt seit mehr als 40 Jahren an chronischer Verstopfung und hatte in diesen langen Jahren alle nur erdenklichen Therapien erfolglos ausprobiert.

Ich wies sie also zunächst einmal an, eine relativ hohe Dosis von täglich dreimal 20 ml EM1 nach dem Essen einzunehmen. Damals nahm sie auch täglich einmal 2,5 g eines Medikamentes der traditionellen chinesischen Medizin, das den Stuhlgang regelt. Ich sagte ihr, dass sie das chinesische Medikament absetzen solle, wenn sie Stuhlgang gehabt habe. Hier ist die weitere Entwicklung dieser Krankengeschichte:

11. November: Dankbarer Telefonanruf: „Ich hatte Stuhlgang. Bis jetzt war mir jedes Mal übel und ich bekam Kopfschmerzen, wenn ich Verstopfung hatte, aber das ist jetzt vorbei."

24. November: Die Verstopfung ist gelöst. Im Winter hat die Patientin verspannte Schultern und Kopfschmerzen. Sie teilte mir auch mit, dass sie sich wegen der verschlechterten Leberfunktion Sorgen machte. Ich wies sie an, parallel zu EM1 noch dreimal täglich 20 ml EM-X einzunehmen.

27. November: Manchmal hatte sie Nacken- und Kopfschmerzen, aber die Schmerzen waren durch die Einnahme von EM-X nicht mehr so schlimm.

13. Dezember: Die Kopfschmerzen sind ganz und gar geheilt, und auch die verspannten Schultern haben sich gelöst. Auch die Verstopfungen sind vorbei und sogar der verlorene Geschmackssinn ist zurück- gekehrt.

Diese Frau ist seitdem vollständig von Verstopfungen geheilt und kann wieder ein gewöhnliches Leben führen. EM-X und EM1 nimmt sie regel- mäßig ein. EM1 hat die Fähigkeit, den Stuhlgang zu regulieren. Patienten mit Verstopfung werden genauso geheilt wie diejenigen, die an Durchfall leiden. Das kommt daher, dass die für die Gesundheit guten Bakterien in der Darmflora zunehmen. Da EM1 die Fähigkeit hat, die für die Gesund- heit schädlichen Bakterien in gute Bakterien zu verwandeln, wird bei der Einnahme über längere Zeit hinweg eine gesunde Darmflora aufgebaut, und auch hartnäckige Verstopfungen können so gelöst werden.

Kapitel 4

Wirksames Heilmittel bei Diabetes und Rheuma

So kann man auch bei Diabetes reichhaltig essen

*Zu einer Lebensweise ohne Hauptnahrungsmittel
durch eine Südamerikareise*

Ich war 46 Jahre alt, als bei mir selbst Diabetes festgestellt wurde. Mit 40 Jahren hatte ich angefangen zuzunehmen und bekam so Diabetes. Die Diät für Diabetiker sieht für einen schmal gebauten Mann eine Tagesration von 1600 bis 1800 Kilokalorien (kcal) vor. Da ich ja Arzt bin, nahm ich meine Krankheit auf die leichte Schulter und versuchte, sie erst einmal mit 1800 kcal in den Griff zu bekommen. Ich litt großen Hunger und hielt es kaum aus, aber immerhin drei Jahre lang versuchte ich mein Bestes. Gleichzeitig begann ich als Bewegungstherapie mit dem Schwimmen. Die Handelsschifffahrtsschule besuchte ich damals vor allem, weil ich das Meer liebe und sehr gut schwimmen konnte. (Als Mittelschüler nahm ich auch an Schwimmwettkämpfen teil.)

Nach mehr als drei Jahren Diät hielt ich es aber nicht länger aus. Zu dem Zeitpunkt erinnerte ich mich daran, wie ich mit 33 Jahren als Leiter der medizinischen Expedition der medizinischen Fakultät der Keiô Gijuku-Universität nach Südamerika den ganzen Kontinent bereist hatte. Ich mag Naturreis und Gemüse nicht, hasse Brot, liebe aber Fleisch, Fisch und geschälten Reis. Als ich Südamerika mit dem Jeep bereiste, gab es kaum Gelegenheit, solchen Reis zu essen, und da ich Brot hasste, aß ich es auch nicht. Auf Grund der natürlichen Gegebenheiten gab es in Brasilien, Argentinien und Chile vergleichsweise wenig Fisch, so dass ich nur Fleisch aß. Unsere Reise unter diesen Nahrungsbedingungen dauerte zehn Monate, und als ich nach Japan zurückkehrte, hatte ich drei Kilo abgenommen.

Aus diesen Erfahrungen folgerte ich, dass alles erlaubt sein müsse, so lange man auf Hauptnahrungsmittel wie Reis oder Brot verzichtete. Seit diesem Tag esse ich keine Kohlehydrate mehr – meine Speisen bestehen hauptsächlich aus Eiweiß und Fett. Bald sank dann auch mein Blutzuckerwert. Das ist nur natürlich. Da ich ja keine kohlehydratlastigen Mahlzeiten zu mir nehme, kann der Blutzuckerwert auch nicht steigen. So stellte ich meine Ernährung auf kohlenhydratarme, aber fett- und eiweißreiche Mahlzeiten um.

Wenn man aber mehr Fett und Eiweiß zu sich nimmt, ist es auch denkbar, dass bei einem niedrigeren Blutzuckerwert das Cholesterin steigt.

Weder das Cholesterin noch die gesättigten Fettsäuren stiegen jedoch an. Bei einer kohlehydratarmen Ernährung bezieht der Mensch seine Energie aus dem Fett. In einem solchen Fall wird auch das Cholesterin zur Energiequelle, und so lagerten sich überraschenderweise weder gesättigte Fettsäuren noch Cholesterin ab. Wenn man sich doch um erhöhte Cholesterinwerte Sorgen machen müsste, wären sie mit Medikamenten leicht unter Kontrolle zu bringen.

Kalorienverteilung bei Diät für Diabetiker und bei Ernährung mit reduzierter Kohlenhydratmenge (wenn man nur morgens und abends auf das Hauptnahrungsmittel verzichtet)

	Kohlehydrate	Fette	Eiweiße
Herkömmliche Diabetikerdiät	55–60 %	20–25 %	15–20 %
Ernährung mit reduzierter Kohlenhydratmenge	ca. 35 %	ca. 40 %	ca. 25 %

Nachdem ich diese Ernährungsweise über viele Jahre hinweg praktiziert hatte, fiel mir das Buch *Diabetes bessert sich, wenn man das Hauptnahrungsmittel weglässt* von Dr. Kenji Enobe in die Hände. Darin war in etwa meine Diabetikerdiät beschrieben.

Laut Dr. Enobe werden Hauptnahrungsmittel wie Brot oder geschälter Reis, da sie ja aus Kohlehydraten bestehen, sobald sie in den Magen gelangen, in Zucker umgewandelt und der Blutzuckerwert steigt. Die herkömmliche Diabetesdiät basiert auf 60 % Kohlehydrate, 20 % Fett und 35 % Eiweiß, aber wenn man auf das Hauptnahrungsmittel verzichtet, nimmt man 35 % Kohlehydrate, 40 % Fett und 25 % Eiweiß zu sich. Da beim Gemüse und Fisch in der kohlehydratarmen Diät immer noch 15 bis 20 % Kohlehydrate enthalten sind, nimmt man bei Weglassen des Hauptnahrungsmittels zum Frühstück und Abendessen ca. 35 % Kohlehydrate zu sich. Natürlich nimmt man dann 40 % Fett und 25 % Eiweiß zu sich. Das bedeutet, man braucht nichts anderes zu tun als auf eine Diät umzustellen, die auf Fett und Eiweiß basiert, und dann Fett verbrennen.

Die Ernährung der Inuit ist ideal

Des Weiteren schreibt Dr. Enobe, dass man sich doch einmal die Ernährung der Inuit ansehen solle. Die Inuit ernähren sich hauptsächlich von Fisch und Seehunden. Das ist der Ernährung der japanischen Jômon-Menschen des Jäger- und Sammlerzeitalters sehr ähnlich. Diese bestand auch hauptsächlich aus Fett. Trotzdem waren sie gesund. Außerdem leiden die Inuit sehr selten unter Gefäßerkrankungen wie Arteriosklerose oder Diabetes. Man hört immer wieder, dass die Inuit bei ihrer fett- und eiweißreichen Ernährung die wenigen Vitamine aus Muscheln und Seegras, roten Moosarten und dem Mageninhalt des Seehundes aufnehmen. Andere Quellen für Vitamine und Mineralien kennen Sie nicht. Allerdings haben die Inuit eine körperliche Besonderheit: Sie haben weniger Thrombozyten (Blutplättchen), was den Nachteil mit sich bringt, dass bei einer Verletzung die Blutung schwerer zu stillen ist. Bei uns hört das Bluten normalerweise nach etwa fünf Minuten auf, aber ein Inuit braucht etwa 15 Minuten dafür. Deshalb fürchten sie Verletzungen sehr. Außerdem habe ich gelesen, sie seien weniger gut gegen Infektionen gefeit und würden nicht sehr alt.

Allerdings glaube ich, dass die Inuit im Laufe der hunderttausende von Jahren ihre körperlichen Besonderheiten wie die geringe Anzahl an Thrombozyten oder die Schwäche gegen Infektionskrankheiten herausgebildet haben. In der Menschheitsgeschichte verändern sich die Konstitution oder die Gene nicht innerhalb von zehntausend Jahren. Deshalb gibt es kein Problem, wenn wir auf eine fett- und eiweißreiche, aber kohlehydratarme Ernährung umstellen.

Zufällig praktizierte ich viele Jahre eine fett- und eiweißreiche, aber kohlehydratarme Ernährungsweise, ähnlich der von Dr. Enobe vorgeschlagenen Diät. Wenn man es so macht, kann man auch mit Diabetes reichhaltig essen, und vor allen Dingen hungert man nicht dabei. Dies ist in Dr. Enobes Buch detailliert beschrieben, so dass ich Ihnen diese Lektüre wärmstens empfehlen kann.

Es ist allerdings wichtig, dass diejenigen, die unter schwerer Diabetes leiden und Insulin spritzen, oder die viele Medikamente schlucken, damit eine Unterzuckerung erzeugen können, so dass bei dieser Methode Vorsicht geboten ist. Natürlich ist bei dieser Therapie die parallele Einnahme von EM-X wünschenswert. Eine Dosis von 20 ml dreimal täglich ist angemessen.

Den Blutzuckerwert dauerhaft auf unter 200 mg senken

Da Diabetes eine Gefäßkrankheit ist, werden die Blutgefäße geschädigt, wenn der Wert bei jeder Blutzuckermessung, zu welcher Tageszeit auch immer, nicht unter 200 mg liegt. Die inneren Zellwände der Blutgefäße werden verletzt und die Blutgefäße zerstört. Deshalb kommt es bei einer Schädigung der Herzkranzgefäße zum Herzinfarkt oder bei der Schädigung der Gehirngefäße zum Zerebralinfarkt, und bei Schädigung der Nierengefäße zu Nierenkrankheiten. Außerdem werden die Gefäße des Glaskörpers im Auge in Mitleidenschaft gezogen, oder wenn die Nervenzellen in der Umgebung der Blutgefäße geschädigt werden, kommt es zu einer Nervenentzündung an den Beinen. Bei einer Schädigung der Blutgefäße in den Augen wird auch der Augenhintergrund beschädigt. Die Folge sind eine Erkrankung der Netzhaut und schließlich der Verlust des Augenlichtes. Deshalb kommt es zu verschiedenen Folgeerkrankungen, wenn der Blutzuckerwert nicht bei jeder Messung unter 200 mg liegt.

Kurz nach dem 2. Weltkrieg gab es in Japan kaum Diabetiker. Als ich noch Medizinstudent war, gab es in der Klinik der Keiô-Universität nur einen einzigen Fall eines stationär behandelten Diabetikers, so dass er allen Studenten vorgeführt wurde. Die Ursache dafür, dass nach dem 2. Weltkrieg Diabetes so rasant zunahm, ist hauptsächlich in der Verwestlichung der Ernährung sowie im Überschuss an tierischem Eiweiß und Kohlehydraten zu sehen. Der moderne Mensch überansprucht seine Bauchspeicheldrüse durch das Übermaß an Kohlehydraten. In Zukunft wird sich Diabetes wohl noch viel mehr ausbreiten.

Weil der Jômon-Mensch, der Vorfahre der Japaner, in einer Jäger- und Sammlergesellschaft lebte, baute er kein Getreide an. Er lebte wohl von den Früchten der Bäume, von Fisch sowie vom Fleisch der Bären und Hirsche. Seine Gene liegen immer noch in uns verborgen.

Das Zeitalter des Getreideanbaus begann erst von 5000 Jahren. Seitdem essen auch die Japaner Kohlehydrate und nehmen viel mehr Zucker zu sich. Der moderne Mensch verdaut zuerst die Kohlehydrate. Der Jômon-Mensch deckte seinen Energiebedarf aus der Fettverbrennung. Deshalb ist es besser, von der Kohlenhydratverdauung wegzukommen und auf Fettverdauung umzustellen.

„Schaden durch die drei weißen Zutaten" vermeiden:
Sich des GI (Blutzuckerkoeffizient) bewusst sein

Es heißt, dass man möglichst wenig Kohlehydrate essen sollte, damit im Darm nicht zu viel Zucker ins Blut übergehen kann. Naturreis ist beispielsweise schwerer zu verdauen als weißer Reis. Dass weiße Zutaten nicht gut sind, liegt daran, dass sie schneller zu Zucker verdaut werden. Deshalb spricht man ja auch bei weißem Reis, raffiniertem weißen Zucker oder dem für die Herstellung von Brot fein gemahlenen Weizenmehl vom „Übel der drei weißen Zutaten". Da diese leichtverdaulichen Nahrungsstoffe schnell ins Blut übergehen, steigt der Blutzucker an. Wenn man Reis essen möchte, dann besser Naturreis, bei Brot ist Vollkornbrot zu bevorzugen, wie zum Beispiel das deutsche Brot. Auch bei Zucker ist unraffinierter Zucker besser als weißer. So gesehen, ist dann auch Buchweizenmehl schwerer zu verdauen als Weizenmehl, so dass Soba (japanische Buchweizennudeln) viel langsamer verdaut werden als Udon (japanische dicke Weizennudeln).

Um diese Tatsachen leichter begreifbar zu machen, werden sie in Zahlen ausgedrückt, und diesen Wert nennt man dann den Glykemischen Index (GI, Blutzuckerkoeffizient). Je niedriger der GI-Wert ist, desto geringer ist die Gefahr, dass der Blutzucker steigt. Zum Beispiel hat der Naturreis einen GI von 50, weißer Reis im Gegensatz dazu aber einen GI von 70. Für Diabetiker ist das Verständnis dieses GI für die Ernährung sehr nützlich.

Der weibliche Körper hat im Vergleich zum männlichen am Gesäß und der Brust mehr Fett unter der Haut. Da die Frau also dort Kalorien speichert, kann sie länger als ein Mann überleben in Situationen wie einem Absturz in den Bergen, Schiffbruch auf dem Meer – also wenn es unmöglich ist, an Kohlehydrate zu kommen. Es scheint so, als ob Frauen mehr Fett haben, weil sie instinktiv die Kinder schützen wollen. Da das gespeicherte Fett bei einer Frau mit einem Körpergewicht von 50 kg etwa 90.000 kcal ausmacht, verhungert sie auch nicht so leicht. Der Mann hat nicht so viel Fett, und deshalb ist er nicht so widerstandsfähig. Damit will ich aber nur sagen, dass Fett sich im Körper viel länger speichern lässt als Kohlehydrate.

Mit chinesischer Medizin wirksam gegen Gelenkrheumatismus vorgehen

Eine durch Immunfunktionsstörungen hervorgerufene, schwer zu heilende Krankheit

Es heißt, dass viermal so viele Frauen wie Männer Gelenkrheumatismus bekommen und man weiß heute, dass beim Auftreten der Krankheit auch ein Defekt im Immunsystem eine Rolle spielt. Häufig kommt es vor, dass die Krankheit parallel in den Gliedmaßen rechts und links ausbricht: Zuerst treten Schmerzen in den Fingern und Handgelenken auf. Es kommt auch vor, dass zunächst die Finger steif und gefühllos werden, und sich die Krankheit schließlich auch auf die anderen Gelenke wie Zehen, Fußgelenke, Hüfte ausbreitet. Ganz langsam verformen sich die Gelenke und werden steif. In schlimmen Fällen ist die Zerstörung der Knochen und Gelenke weit fortgeschritten und alle Körperorgane sind betroffen. Je weiter die Krankheit fortgeschritten ist, desto schwieriger ist sie zu heilen. Da Rheuma wie die Kollagenose eine Autoimmunkrankheit ist, spielt das Immunsystem verrückt, und normale Zellen werden fälschlicherweise als krankhaft erkannt und angegriffen. Deshalb kommt es zu Symptomen wie der Verformung und Versteifung der Gelenke sowie zur Zerstörung der Knochen. Es ist allerdings noch nicht bekannt, wie es zu diesem Missverständnis kommt, und so ist auch die Heilung schwierig.

Also setzt man zur Unterdrückung der Immunreaktion und der Entzündungen häufig Steroide (Hormone der Nebennierenrinde) ein, aber diese Steroide bringen den Wasserhaushalt des Körpers durcheinander, so dass im Gesicht Schwellungen auftreten, die Patienten ein sogenanntes „Mondgesicht" bekommen, viel schwitzen, öfter Harndrang verspüren und unter trockener Haut leiden.

Da die normalen Zellen geschädigt werden, kommt es zu Nebenwirkungen wie Haarausfall, fortschreitende Osteoporose, erhöhte Gefahr des Knochenbruches. Um aber den Schmerz zu stillen, müssen die Patienten diese Medikamente trotz der schrecklichen Nebenwirkungen nehmen. Aus dem Wunsch, diesen Patienten in irgendeiner Weise zu helfen, habe ich mit dem Studium der traditionellen chinesischen Medizin (TCM) begonnen. Natürlich gibt es auch viele Patienten, bei denen EM-X eine positive Wirkung zeigt. Aber das reicht noch nicht, so dass ich beschloss, mich mit der traditionellen chinesischen Medizin zu beschäftigen, um die Effektivität der Behandlung zu steigern.

Das Treffen mit einem berühmten Arzt, der sich für die Verbreitung der chinesischen Medizin einsetzt

Es ist schon ziemlich lange her, aber in meiner Studienzeit am Physiologischen Institut der Keiô-Universität studierte ich drei Jahre lang traditionelle chinesische Medizin bei dem auf diesem Gebiet sehr bewanderten Professor Eiichi Sugaya, der eine Gastprofessur für TCM innehatte.

Ich studierte die traditionelle chinesische Medizin durch das klassische Buch *Shang Han Lun*. Die TCM verfügt über ein eigenständiges medizinisches System, bei der es zunächst wichtig ist, die Konstitution des Patienten zu erkennen. Ich hatte den Eindruck, dass es ziemlich schwierig sei, die Konstitution jedes Einzelnen richtig zu erfassen, um dann das zur Konstitution passende TCM-Medikament zu verschreiben. Ich hatte das Gefühl, dass ich mich nicht dazu eignete, und so wurde ich auch nicht TCM-Arzt. Allerdings verspürte ich ein tiefes Interesse an der Wirksamkeit der TCM-Medikamente. Ich erinnere mich daran, wie ich entdeckte, wie wirksam diese Medikamente bei Ataxie des vegetativen Nervensystems oder Läsionen in der Menopause waren. Deshalb und wegen meiner Vorkenntnisse in der traditionellen chinesischen Medizin forsche ich heute noch auf diesem Gebiet weiter.

Im Vergleich zu anderen in dieser Zeit beobachtete ich sehr genau, wie sich die TCM weiter verbreitete; heute sind bereits mehr als 148 TCM-Medikamente von den japanischen Krankenkassen anerkannt. Das kommt daher, dass der frühere Vorsitzende der japanischen Ärztekammer, der verstorbene Dr. Tarô Takemi, sich früh für die Wirksamkeit der TCM-Medikamente interessierte und sich dafür beim Ministerium für Gesundheit und Soziales einsetzte. Ich durfte dies aus dem näheren Umfeld von Dr. Takemi mitverfolgen und war tief beeindruckt.

Dr. Takemi sagte oft: „Die Medikamente der Schulmedizin werden im Durchschnitt zehn Jahre lang immer wieder getestet und ihre Entwicklung kostet mehr als 100 Milliarden Yen (ca. 850.000 Euro). Aber von den TCM-Medikamenten wurden im Laufe der 3000-jährigen Geschichte Chinas die wirkungslosen aussortiert. Sie wurden ausreichend am Menschen getestet, wobei es natürlich auch viele Todesfälle gab. Im Ergebnis sind heute nur noch die guten medizinischen Kräuter in den TCM-Medikamenten enthalten. Man darf also heute bei den Rezepturen nicht nach Belieben die Mengen der einzelnen Zutaten verändern. Deshalb sind sie auch sicher."

Da von diesen Medikamenten, die in China bereits seit 3000 Jahren von den Menschen tatsächlich eingenommen wurden, nur die wirksamen bis heute überliefert sind, werden im Anerkennungsverfahren die Tierversuche und die eingehende Untersuchung abgekürzt. Aber es gibt noch einige hundert Medikamente, die in Japan nicht eingesetzt werden, und ich hoffe, dass auch sie bald vom Ministerium für Gesundheit und Soziales anerkannt werden.

Von der Bettlägerigkeit zurück ins aktive Alltagsleben

Eines Tages lernte ich ein Mittel aus der TCM kennen, das seit alters her bei Rheuma wirkt, das aber leider nicht in Japan erhältlich ist. Also ließ ich es mir aus China schicken. Da dieses Medikament eine erstaunliche Wirkung zeigte, als ich es einer 61-jährigen Patientin empfahl, die seit 15 Jahren an Rheuma litt, möchte ich Ihnen diesen Fall vorstellen. Bei ihr hatten sich Gelenke an verschiedenen Körperstellen verformt und sie litt schreckliche Schmerzen. Vor einigen Jahren hatte sie sich am linken Knie operieren lassen und ein künstliches Gelenk bekommen. Da sie aber die Schmerzen kaum aushielt, wurde sie bettlägerig. Seit langem nahm sie regelmäßig Steroide, Antirheumamittel und Schmerzmittel ein. Aber als sie das Mittel aus der TCM nahm, setzte sie, als nach etwa einem Monat die Schmerzen erträglich wurden, Predonin (Cortison-ähnliches Medikament) ab. Nach etwa vier Monaten besserten sich die Blutwerte allmählich und sie konnte wieder ein normales Leben führen. Als sie sich nach elf Monaten von einem Spezialisten untersuchen ließ, sagte dieser: „Da die untersuchten Werte wieder normal sind, sind Sie geheilt."

Die Gelenkverformungen können nicht rückgängig gemacht werden, aber die heftigen Symptome waren gelindert, d.h. die Symptome waren fast verschwunden und sie mussten nicht mehr klinisch behandelt werden. Heute freut sich die Frau sehr darüber, dass sie munter ist und am Alltagsleben teilnehmen kann. Was mich aber am meisten erstaunte, war die Tatsache, dass sich die Wirkung auch bei einer Patientin im fortgeschrittenen Stadium einer schwer heilbaren Krankheit zeigte. Rheuma wird als eine schwere Erkrankung bezeichnet, und die Heilung gilt als sehr schwierig, aber ich denke derzeit, dass Linderung noch wichtiger ist als Heilung.

Der Standard der Weltgesundheitsorganisation (WHO) für die Therapie von Rheuma sieht Folgendes vor: „Ziel der Behandlung ist: 1. Befreiung von Schmerzen, 2. Regeneration der Gelenke und grundlegender Schutz vor Schäden, 3. die Ursachen zu eliminieren. 4. Keine Nebenwirkungen während der Behandlung." Dieses Medikament hat alle diese Bedingungen erfüllt. Auch im Vergleich zu den derzeit im Allgemeinen eingesetzten Antirheumamitteln hat es meiner Ansicht nach eine hervorragende Wirkung. Das sage ich vor dem Hintergrund meiner Erfahrungen, nicht nur mit der oben vorgestellten Patientin, sondern auch mit den seit 2006 fortlaufend beobachteten 22 Fällen, von denen bei 14 Patienten eine Tendenz zur Besserung sichtbar ist.

Schmerzfrei und auch das Laufen geht wieder leichter

Hier möchte ich Ihnen eine 46-jährige Patientin vorstellen, deren Krankheitsgeschichte ich derzeit beobachte. Sie bekam vor fünf Jahren Rheuma. Verformungen hatte sie nicht, und die Schmerzen konzentrierten sich in ihrem linken Fuß. Im Knie hatte sich Wasser angesammelt, so dass sie sich einmal wöchentlich in einer Klink das Wasser entfernen ließ. Als sie im Januar 2006 mit der Einnahme des TCM-Medikamentes begann, war die Entzündung im Knie nach zwei Wochen verheilt und das Wasser (Serum) im Knie nahm nicht mehr zu. Seitdem war es nicht einmal mehr nötig, das Wasser entfernen zu lassen. Auch die Schmerzen schwanden, und sie hat immer weniger Schwierigkeiten beim Laufen. Allerdings darf sie jetzt nicht, weil sie sich gut fühlt, mit der Einnahme aufhören, sonst sammelt sich wieder Wasser im Knie und die Entzündung flammt wieder auf.

Ein anderer Fall, den ich derzeit beobachtend begleite, ist der meines Fahrers. Schon lange klagte er darüber, dass er das ganze Jahr kalte Füße hatte, und im Winter schlief er immer mit Socken und unter einer elektrisch beheizten Decke. Außerdem bekam er bei langen Autofahrten immer Schmerzen in den Knien und hatte Schwierigkeiten, sie wieder zu strecken. Als ich ihm deshalb dieses Medikament empfahl, berichtete er mir bereits nach einigen Tagen voller Freude, dass er keine Schmerzen mehr in den Knien und warme Füße habe. Da dachte ich, dass er vielleicht auch Rheuma habe, ließ eine Blutuntersuchung vornehmen, und tatsächlich: Die

87

Reaktionen auf Rheuma und Entzündungen war positiv gewesen. Da er also auch Rheuma hatte, war das Medikament sofort wirksam. Aber wenn sich der Zustand bessert und er das TCM-Medikament absetzt, geht das zwar im Sommer gut, aber im Winter treten sofort wieder die alten Symptome auf. Er sollte also den weiteren Verlauf der Krankheit beobachten und das Medikament über einen längeren Zeitraum hinweg einnehmen. Derzeit hat er keine Schmerzen mehr und er fährt weiterhin bei bester Gesundheit meinen Wagen.

Seit diesem Fall bin ich der Meinung, dass es eine gute Methode ist, bei Patienten, die über kalte Gliedmaßen klagen, immer erst eine Blutuntersuchung durchführen zu lassen, und wenn die Reaktion auf Rheuma positiv ist, dieses TCM-Medikament zu verschreiben.

Im Kommentar zu diesem TCM-Medikament heißt es: „ Soll bei fortgeschrittenem Stadium der Krankheit länger als 5 Monate eingenommen werden." Wenn sich die Symptome bessern und man zu früh mit der Einnahme aufhört, kehren die ursprünglichen Symptome wieder zurück.

Erstverschlimmerung ist ein Beweis für die Effektivität der Therapie

Bei ca. 70 % der Patienten, die dieses Präparat aus der traditionellen chinesischen Medizin einnehmen, treten Reaktionen wie stärkere Schmerzen in den Gelenken ein. Diese Erstverschlimmerung ist eine Nebenwirkung, die bisweilen zu Beginn der Einnahme eines TCM-Medikamentes auftritt, aber beweist, dass das Mittel bei dieser Konstitution angezeigt ist. Man kann es nicht voraussagen, aber da es eine körperliche Reaktion ist, die auftritt, wenn die Therapie zur Konstitution des Patienten passt, ist es nicht nötig, das Mittel deswegen abzusetzen oder etwas an der Therapie zu ändern.

Des Weiteren macht eine Krankheit wie Rheuma den Patienten kälteempfindlich, so dass man leichter auskühlt und die Schmerzen dann zunehmen. Nicht nur Rheumatiker, sondern auch andere Patienten mit Gelenkschmerzen sollten besonders die Gelenke warm halten und auch darauf achten, dass der ganze Körper warm bleibt. Dazu berichten viele Patienten, dass ihr Körper durch die Einnahme dieses Mittels warm wurde und kalte Gliedmaßen bald der Vergangenheit angehören.

Ich wollte die Effektivität dieses Präparates aus der TCM näher untersuchen und habe dazu für mein Forschungsinstitut Probanden gesucht.

Schließlich habe ich einschließlich der Allgemeinpatienten 22 Fälle untersuchen können.

In mehreren Fällen gingen bei den Patienten, die das TCM-Medikament einnahmen, die Entzündungsreaktion und der Rheuma-Koeffizient zurück und steif gewordene Gelenke wurden wieder beweglich.

Zum Beispiel bei einer schweren Erkrankung, bei der die Operation der Fingergelenke nötig war und auch die Füße sich derart verformt hatten, dass das Laufen unmöglich war, kam ein Patient später fast so wie ein gesunder Mensch ohne Hilfe eines Stockes zu mir in die Praxis. In einem anderen Fall hatte der Patient darunter gelitten, dass er wegen an der Fußsohle hervorstehenden Knochen kaum laufen konnte, aber die Verformung ging zurück, und er konnte wieder so gut laufen, dass er mit freudestrahlendem Gesicht zu mir kam. Solche Erfolge zu sehen, ist die größte Freude eines Arztes.

Wenn ich die Daten aufschlüssele, dann hatten von den 22 Patienten sechs Personen so starke Erstverschlimmerungserscheinungen wie Fieber oder Ausschläge, dass sie das Medikament absetzten. Aber auch in diesen Fällen berichteten sie, dass steife Finger wieder beweglich geworden waren und der Rheuma-Koeffizient gesunken war. Von den restlichen 16 Personen reduzierten zwei die Menge an Steroiden, und zwei weitere Personen setzten die Steroide ganz ab. Es scheint, als ob die meisten nicht den Mut hatten, die Steroide abzusetzen und sie lieber parallel zum TCM-Präparat einnahmen.

Des Weiteren zeigte das Medikament Wirkungen wie z.B., dass die Schmerzen im ganzen Körper zurückgingen, Verhärtungen an den Händen verschwanden, Verformungen an den Füßen verschwanden, so dass sie wieder laufen konnten, sich Verhärtungen der Schultern aufgelöst hatten, sie die Arme wieder anheben konnten etc. Unter diesen Personen sank der Rheuma-Koeffizient bei einer Person, bei vier Personen sank der Wert für die Entzündungsreaktion; das alles ist ein bahnbrechender Erfolg.

Dieses TCM-Medikament wird in China ganz normal verkauft, und der Grund dafür, warum es in Japan nicht als Kassenmedikament anerkannt wird, ist wohl in den starken Erstverschlimmerungsreaktionen zu suchen. Aus meiner Erfahrung mit der Anwendung dieses Medikamentes habe ich herausgefunden, dass eine solche Therapie bei etwa 80 % der Menschen wirken würde. Aber bei fast allen diesen Fällen kommt es zu dieser Erstverschlimmerung. Man kann sogar sagen: Je stärker die Erstverschlimmerung ist, desto besser wirkt das Medikament. Der Nachteil bei den Medikamenten der TCM ist, dass die alten Symptome wieder auftreten, wenn man zwischenzeitlich die Einnahme einstellt. Ich habe herausgefunden, dass man es deshalb ziemlich lange einnehmen muss. Aber auch in der Schulmedizin müssen Rheumapatienten über lange Zeit ihres Lebens Medikamente einnehmen. Wenn man bedenkt, dass sich ihre Krankheit trotzdem immer weiter verschlimmert (besonders bei den Patienten, die Predonin nehmen, treten starke Folgesymptome auf, und Nebenwirkungen wie die große Gefahr der Knochenbrüche etc. sind ein Problem), ist doch dieses Medikament, das bei längerer Einnahme keine derartigen Nebenwirkungen aufweist, eine Rettung für diese Patienten. Da dieses Präparat aber von den japanischen Krankenversicherungen nicht in die Positivliste aufgenommen wurde, zahlt die Versicherung auch nicht dafür, so dass wir in Japan noch vor dem Problem stehen, das Medikament für den persönlichen Gebrauch aus China einführen zu müssen. Ich werde mich in Zukunft dafür einsetzen.

Dieses Medikament birgt meines Erachtens für die schwer erkrankten Patienten, die seit zehn oder 20 Jahren an Rheuma leiden, deren Gelenke sich verformt haben und bei denen gleichzeitig die Zerstörung der Knorpel voranschreitet, so dass sie kein normales Leben mehr führen können, eine bahnbrechende, frohe Botschaft. Unbestreitbar unterstützt die parallele Einnahme von EM-X diese Wirkungen.

Tabelle zu den Rheumapatienten, die das TCM-Medikament genommen hatten (Allgemeinpatienten)

Name	Beginn der Behandlung	Anzahl der täglichen Gaben	Erstverschlimmerung	Abbruch oder Abschluss	Verlauf				Verformungen	
					Ohne Veränderung	Einigermaßen gut	Gut	Sehr gut		
O, M	19.01.07	3–5 x	20 Tage					x	stark	1 Monat nach Beginn ohne Steroide, RA/CRP normalisiert
N, M	23.08.06	3–5 x	1 Monat stark			x			wenig	Predonin von 7 auf 3 mg reduziert. Roxonin von 2 x täglich auf 3 x täglich erhöht, CRP von 4,2 zu 1,64
A, K	13.10.06	3 x	keine					x	wenig	1 Monat nach Beginn, nicht mehr nötig, Wasser aus dem Knie zu entfernen. Abgesetzt: nach 2 Monaten wieder Wasser im Knie
N, T	20.10.06	3 x	2 Monate	Abschluss						Schmerzen gelindert, CRP von 3,4 auf 1,9 gesenkt.
F, Y	10.11.06	3 x	keine					x	stark	Konnte die Hände wieder heben, nachts auf Hilfe angewiesen gewesen, nun aber nicht mehr nötig. Bei Unterbrechung traten die Schmerzen wieder ein
I, J	20.11.06	3 x	keine	Abschluss	x					Kollagenose, rheumatische Begleiterscheinungen
N, M	10.01.07	3 x	ja	Abschluss	x					
T, F	27.01.07	3 x	2 Monate			x			vorhanden	Nach Beginn der Einnahme 1,5 Monate Magenschmerzen, Dosis reduziert. Schmerzen im ganzen Körper gemildert
T, Y	22.02.07	2–3 x	2 Wochen				x			Nach 1 Monat Finger wieder beweglich. Im 2. Monat starkes Schwitzen, 10 Tage unterbrochen, der Schmerz kehrte wieder zurück
K, A	02.03.07	3–4 x	10 Tage				x			Ohne Reaktion des Rheuma-Koeffizienten. Nach 6 Monaten Absetzen des Schmerzmittels. CRP gesenkt. Verhärtungen an der Hand aufgelöst
T, S	02.03.07	3 x	stark	Abschluss						
N, Y	10.05.07	3 x	stark	Abbruch						Abbruch wegen Schwitzens

Tabelle zu den Rheuma-Patienten, die das TCM-Medikament genommen hatten (Probanden)

Name	Beginn der Behandlung	Anzahl der täglichen Gaben	Erstverschlimmerung	Verlauf					Verformungen	
				Abbruch oder Abschluss	Ohne Veränderung	Einigermaßen Gut	Gut	Sehr Gut		
N, T	19.01.07	3 – 5 x	1 Monat stark	Abbruch				x	stark	Starke Nebenwirkungen durch Steroide, Abbruch wegen Sepsis bei Krankenhausaufenthalt
H, K	20.01.07	3 x	1 Monat stark	Abbruch			x			Erstverschlimmerung Fieber, Abbruch wegen Hautausschlags. Die Steroide konnten reduziert werden.
K, M	20.01.07	3 x	1,5 Monate stark	Abbruch				x	vorhanden	Erstverschlimmerung Fieber. Abbruch wegen Hautausschlags. Mit der halb geöffneten Hand war es möglich, das Schulterblatt zu berühren.
K, T	20.01.07	3 x	1 Monat stark	Abbruch	x				wenig	Abbruch wegen starker Erstverschlimmerung
T, N	22.01.07	3 x	1 Monat				x		stark	Kann gut laufen, Absetzen der Schmerzmittelspritzen. Kein Kältegefühl mehr. Bei Unterbrechung kehrt der Schmerz zurück.
U, T	24.01.07	3 – 4 x	keine					x		2 mg Steroide abgesetzt. Leichte Schmerzen in den Händen
U, H	24.01.07	3 – 5 x	?				x		stark	Erstverschlimmerung? 5 Monate Kältegefühl. Kann sich das Hemd allein anziehen, kann die Hand bis zum Kopf heben.
K, A	25.01.07	3 x	3 Wochen stark	Abschluss	x					Kein Kältegefühl mehr, sonst keine Wirkung
S, T	30.01.07	3 x	keine					x		Extremes Kältegefühl in den Händen und Füßen ist verschwunden. Keine Schmerzen mehr in den Füßen und Knien. Bei Unterbrechung kommen die Schmerzen zurück.

Kapitel 5

Ergebnisse einer Umfrage über EM-X unter den Patienten

Beitrag von Dr. Jiro Tanaka

Dr. Shigeru Tanaka begann im Jahre 1995 mit der Telefonberatung zur Einnahme von EM-X und hat seitdem mehr als 10.000 Beratungen durchgeführt. Beginnend mit dem 16. November 2004 befragte er 1360 Patienten bei der telefonischen Beratung und sandte ihnen einen Fragebogen per Post zu. Von diesen Fragebögen kamen 403 (29,6 %) zurück, und ich möchte Ihnen von den Ergebnissen dieser Umfrage berichten. Dieser Bericht ist eine Übersetzung meines in englischer Sprache im September 2006 bei der 1. Europäischen EM-Festa auf der Fraueninsel im Chiemsee gehaltenen Vortrages.

Zusammenfassung

Seit 1995 hat Dr. Shigeru Tanaka allein bei telefonischen Beratungen mehr als 10.000 Patienten in Japan EM-X verschrieben. Die Patienten hatten verschiedene Beschwerden und Diagnosen. Er befragte 1360 Patienten bei der telefonischen Beratung und schickte ihnen dann einen Fragebogen per Post zu. Davon kamen 403 Fragebögen zurück (29,6 %). Darunter waren 273 (67,7 %) von Krebspatienten. Es wurden folgende Daten abgefragt: Geschlecht, Alter, Diagnose, Krebsstadium, Metastasen, Nebenwirkungen der Chemotherapie, Allergien, Familiengeschichte in Bezug auf Krebs, Dosis an EM-X, Einnahme von EM1, Kombination mit anderen Therapien sowie die subjektive Einschätzung der Patienten nach der Einnahme von EM-X nach einem, drei und sechs Monaten. Diese Umfrage dient als Basis zur Bestimmung der passenden Dosis und der parallel zu EM-X angewandten Therapien.

Einführung

Vor 15 Jahren entwickelte Professor Teruo Higa EM-X und begann mit der Produktion. Seit dem November 2001 findet alle zwei Jahre eine Internationale EM-Konferenz statt, auf der viele wissenschaftliche und klinische Studien aus allen Ländern der Erde vorgestellt werden. Seit 1995 haben wir alleine bei telefonischen Beratungen mehr als 10.000 Patienten in Japan EM-X verschrieben. Unserer Erfahrung nach hat EM-X seine Wirksamkeit bei verschiedenen Erkrankungen wie z.B. Diabetes mellitus, Rheuma, Hepatitis C, atopische Dermatitis und verschiedenen Krebsarten bewiesen. Wir empfahlen auch gesunden Menschen, EM-X zur Unterstützung ihrer Gesundheit einzunehmen. Krankheiten werden durch die schädlichen Einflüsse von aktivem Sauerstoff und freien Radikalen verursacht. Also kann man Krankheiten auch durch die Einnahme von Antioxidantien vorbeugen. Der Mensch kannsomit auf diese Weise jung und gesund bleiben. EM-X ist ein solches hochwirksames natürliches Antioxidans.

Diese Studie wurde durchgeführt, um verschiedene Aspekte von EM-X – z.B. die Dosis und den klinischen Einsatz – zu untersuchen. Sie wurde zwischen dem 16. November 2004 und dem 1. Februar 2006 mit den 403 Patienten durchgeführt, die den Fragebogen ausgefüllt zurücksandten. Sie alle wurden von Dr. Shigeru Tanaka telefonisch beraten. Es gab eine Gruppe von Krebspatienten und eine weitere Gruppe mit anderen Erkrankungen. Der Fragebogen ist in der Abbildung 1 zu sehen:

Abbildung 1: Fragebogen zu EM-X zur wissenschaftlichen Untersuchung

1. Information zum Patienten:
   1) Name:
   2) Geburtsdatum:
   3) Geschlecht: 4) Größe: cm   5) Gewicht: kg
   6) Name der Erkrankung:
      1.
      2.
      3.
   7) Bei Krebs, gibt es Metastasen? ☐ Ja   ☐ Nein
      Wenn ja, tragen Sie hier bitte das Stadium und andere Details ein:

   8) Gibt es Vorerkrankungen?   ☐ Ja   ☐ Nein
      Wenn ja, welche?
      Operationen?   ☐ Ja   ☐ Nein
      Art der Operation: Datum:
   9) Haben Sie Allergien?   ☐ Ja   ☐ Nein
      Wenn ja, welche?
   10) Traten Nebenwirkungen bei der medikamentösen Behandlung inklusive
       Chemotherapie auf?   ☐ Ja   ☐ Nein
       Wenn ja, welche?

11) Rauchen Sie oder haben Sie jemals geraucht?

☐ Ja ☐ Nein

Wie viele Zigaretten pro Tag?   Wie lange?   Jahr/e
Wenn Sie bereits aufgehört haben zu rauchen: Wie lange haben Sie geraucht?
Von   bis

12) Bei Krebs, gab es Krebserkrankungen bereits in Ihrer Familie?

☐ Ja ☐ Nein

13) Bei Diabetes: Wann wurde die Krankheit festgestellt?   Vor   Jahren
Spritzen Sie Insulin?   ☐ Ja ☐ Nein
Wenn ja, seit wann? Seit   Jahren.   x am Tag   Einheiten.

14) Nehmen Sie EM-X ein?   ☐ Ja ☐ Nein
Wenn ja, seit wann?   Wie lange?
Wie hoch ist die Dosis?   ml   Wie oft täglich?
Wie oft?   ☐ Jeden Tag ☐ Manchmal ☐ Anderes:

15) Nehmen Sie EM1?   ☐ Ja ☐ Nein
Wenn ja, seit wann?   Wie lange?
Wie hoch ist die Dosis?   ml   Wie oft täglich?
Wie oft?   ☐ Jeden Tag ☐ Manchmal ☐ Anderes:

2. Details zur Behandlung:

1) Nehmen Sie Medikamente oder Nahrungsergänzungsmittel?
☐ Ja ☐ Nein   Wenn ja, welche?

2) Weitere Behandlung:
☐ Operationen
☐ Strahlentherapie
☐ Chemotherapie (bitte nennen Sie die Präparate)
☐ Immuntherapie
☐ Anderes:

3. Nach Einnahme von EM-X:

1) Positive Nebeneffekte
(Nachdunkeln der Haare, Verschwinden von Hautverunreinigungen)
☐ Ja ☐ Nein   Wenn ja, welche?

2) Wirkung von EM-X (bitte einkreisen)

Nach 1 Monat	Nach 2 Monaten	Nach 3 Monaten
Sehr gut	Sehr gut	Sehr gut
Besser	Besser	Besser
Keine Veränderung	Keine Veränderung	Keine Veränderung
Schlechter	Schlechter	Schlechter

Ergebnisse der Umfrage

1. Diagnose, Geschlecht und Alter

Ergebnisse der Umfrage zu EM-X	Geschlecht M:W	Gesamt	Durchschnitt-liches Alter
1. Krebs			
1. Leberkrebs	13:11	24	65,28
2. Krebs der Gallengänge	6:4	10	70,33
3. Magenkrebs	21:12	33	61,36
4. Speiseröhrenkrebs	8:1	9	71,44
5. Mastdarmkrebs	9:1	10	62,2
6. S-Kolonkrebs	3:3	6	71
7. Kolonkrebs	11:7	18	66,72
8. Bauchspeicheldrüsenkrebs	9:2	11	66,09
9. Lungenkrebs (Plattenepithelkarzinom)	16:12	28	63,93
10. Lungenkrebs (kleinzellig)	4:0	4	62,33
11. Lungenkrebs (Adenom)	16:8	24	66,5
12. Brustkrebs	0:27	27	57,48
13. Gebärmutterkrebs	0:8	8	78,17
14. Eierstockkrebs	0:8	8	57,63
15. Prostatakrebs	14:0	14	72,21
16. Blasenkrebs	5:0	5	63,8
17. Nierenkrebs	4:4	8	71,88
18. Gehirntumor	0:1	1	76
19. Leukämie	2:0	2	77
20. Maligne Lymphome	5:3	8	66,38
21. Melanome	1:2	3	60,33
22. Kehlkopfkrebs	3:0	3	76,66
23. Zungenkrebs	3:1	4	61,75
24. Andere Krebsarten	2:3	5	60
Zwischensumme	155:118	273	66,94
2. Hepatitis C	2:5	7	65,57
3. Leberzirrhose	2:4	6	71
4. Bluthochdruck	1:3	4	66
5. Hyperlipidämie	0:1	1	57
6. Diabetes Mellitus I	1:0	1	33
7. Diabetes Mellitus II	17:8	25	66,28
8. Zerebralinfarkt	3:2	5	70,75
9. Rheumatische Arthritis	2:11	13	66
10. Kollagenose	0:5	5	42,6
11. Atopische Dermatitis	2:1	3	23
12. Parkinson	3:5	8	70
13. Depression	0:4	4	53
14. Andere	23:25	48	56,96
Zwischensumme	56:74	130	57,01
Gesamtsumme	211:192	403	61,98

Von den 403 Patienten, die den Fragebogen ausgefüllt hatten, waren 273 Patienten mit verschiedenen Arten von Krebs. Die drei häufigsten Arten waren:

1. Lungenkrebs (Plattenepithelkarzinom, Adenoma und kleinzelliger Krebs) 56 Patienten,
2. Dickdarmkrebs (Mastdarm, S-Kolon, Kolon) 34 Patienten,
3. Magenkrebs 33 Patienten.

Diese drei Krebsarten waren die häufigsten bei den Männer, gefolgt von Prostatakrebs (14 Patienten) und Leberkrebs (13 Patienten). Bei den Frauen steht der Brustkrebs an der Spitze (27 Patienten), gefolgt von Lungenkrebs (20 Patienten), Leberkrebs (12 Patienten), Magenkrebs (12 Patienten) und Eierstockkrebs (8 Patienten). Bei den übrigen Patienten waren die häufigsten Erkrankungen Diabetes Mellitus Typ II (25 Patienten), rheumatische Arthritis (13 Patienten) und Parkinson (8 Patienten). Das Durchschnittsalter der Krebspatienten lag bei 66,94 Jahren, das der übrigen Patienten bei 61,98 Jahren.

2. Die Stadien der Krebspatienten

Das von den Patienten angegebene Krebsstadium bezog sich auf die Diagnose, wie es ihnen der behandelnde Arzt erklärt hatte, sowie aus dem Arztbrief zur Entlassung aus dem Krankenhaus. Kein Stadium bedeutet, dass der Patient diese Frage nicht beantwortete.

Ergebnisse der Umfrage zu EM-X	Gesamt	Kein Stadium	Stadium I	Stadium II	Stadium III	Stadium IV
Krebs						
1. Leberkrebs	24	9	2	1	4	8
2. Krebs der Gallengänge	10	1	0	1	0	8
3. Magenkrebs	33	6	9	1	4	13
4. Speiseröhrenkrebs	9	3	2	0	1	3
5. Mastdarmkrebs	10	1	2	1	2	4
6. S-Kolonkrebs	6	3	0	0	1	2
7. Kolonkrebs	18	3	3	0	3	9
8. Bauchspeicheldrüsenkrebs	11	1	0	2	1	7
9. Lungenkrebs (Plattenepithelkarzinom)	28	5	4	3	0	16
10. Lungenkrebs (kleinzellig)	4	0	1	0	1	2
11. Lungenkrebs (Adenom)	24	4	4	2	6	8
12. Brustkrebs	27	3	4	3	9	8
13. Gebärmutterkrebs	8	2	2	1	1	2
14. Eierstockkrebs	8	1	0	1	3	3
15. Prostatakrebs	14	2	3	1	2	6
16. Blasenkrebs	5	5	0	0	0	0
17. Nierenkrebs	8	1	0	3	0	4
18. Gehirntumor	1	1	0	0	0	0
19. Leukämie	2	2	0	0	0	0
20. Maligne Lymphome	8	4	0	3	1	0
21. Melanome	3	1	2	0	0	0
22. Kehlkopfkrebs	3	0	0	1	2	0
23. Zungenkrebs	4	0	1	0	1	2
24. Andere Krebsarten	5	3	0	0	1	1
Gesamtsumme	273	61	39	24	43	106

Von den 212 Krebspatienten waren 51 % im Stadium IV, 20,3 % im Stadium III, 18,4 % im Stadium I und 11,3 % im Stadium II. Also mehr als die Hälfte der Patienten, die EM-X einnahmen, waren im Stadium IV. Die häufigsten Krebsarten im Stadium IV waren 1. Blasenkrebs (98,9 %), 2. Bauchspeicheldrüsenkrebs (70 %), 3. Nierenkrebs (57,1 %), 4. Darmkrebs (55,3 %).

3. Metastasen, Allergien, Nebenwirkungen von Medikamenten (Chemotherapie), Familiengeschichte von Krebs

Krebs	Gesamt	Metastasen	Allergien	Neben-wirkungen (Chemo)	Familien-geschichte von Krebs
1. Leberkrebs	24	11	4	6	13
2. Krebs der Gallengänge	10	6	0	1	0
3. Magenkrebs	33	17	5	7	18
4. Speiseröhrenkrebs	9	6	2	2	4
5. Mastdarmkrebs	10	6	2	2	7
6. S-Kolonkrebs	6	3	2	1	6
7. Kolonkrebs	18	10	2	4	7
8. Bauchspeicheldrüsenkrebs	11	7	3	2	9
9. Lungenkrebs (Plattenepithelkarzinom)	28	12	4	5	11
10. Lungenkrebs (kleinzellig)	4	3	0	2	3
11. Lungenkrebs (Adenom)	24	19	3	7	15
12. Brustkrebs	27	18	5	8	18
13. Gebärmutterkrebs	8	5	2	2	2
14. Eierstockkrebs	8	8	3	7	7
15. Prostatakrebs	14	8	0	1	6
16. Blasenkrebs	5	2	0	1	1
17. Nierenkrebs	8	4	1	0	4
18. Gehirntumor	1	1	1	0	0
19. Leukämie	2	0	0	0	1
20. Maligne Lymphome	8	2	2	2	6
21. Melanome	3	0	1	1	2
22. Kehlkopfkrebs	3	3	0	0	2
23. Zungenkrebs	4	3	1	0	2
24. andere Krebsarten	5	2	2	1	4
Gesamtsumme	273	156	45	62	148

57,1 % der Krebspatienten hatten Metastasen und 71,8 % waren in den Stadien III und IV. Das zeigt uns, dass die meisten der Patienten, die EM-X einnahmen, Krebs im Endstadium hatten oder kurz davor standen. 22,7 % spürten die Nebenwirkungen der Chemotherapie und bei 54,9 % der Patienten hatte es bereits Krebsfälle in der Familiengeschichte gegeben.

4 a. Dosis EM-X bei Krebspatienten

Krebs	Dosis EM-X pro Tag	10 ml	20 ml	30 ml	40 ml	50 ml	60 ml
1. Leberkrebs	24	1	0	0	1	2	1
2. Krebs der Gallengänge	10	0	0	0	0	0	0
3. Magenkrebs	33	1	1	0	0	5	3
4. Speiseröhrenkrebs	9	0	1	0	0	0	1
5. Mastdarmkrebs	10	0	1	0	0	2	0
6. S-Kolonkrebs	6	0	1	0	0	2	0
7. Kolonkrebs	18	1	0	0	1	3	0
8. Bauchspeicheldrüsenkrebs	11	0	0	0	0	1	0
9. Lungenkrebs (Plattenepithelkarzinom)	28	0	0	2	0	0	0
10. Lungenkrebs (kleinzellig)	4	0	0	0	0	0	1
11. Lungenkrebs (Adenom)	24	0	0	0	0	3	1
12. Brustkrebs	27	0	1	2	1	3	3
13. Gebärmutterkrebs	8	0	1	0	0	1	1
14. Eierstockkrebs	8	0	0	0	0	2	0
15. Prostatakrebs	14	0	0	0	0	4	3
16. Blasenkrebs	5	0	0	0	0	0	5
17. Nierenkrebs	8	0	1	1	0	1	0
18. Gehirntumor	1	1	1	0	0	0	0
19. Leukämie	2	0	0	0	0	1	0
20. Maligne Lymphome	8	0	0	1	0	0	3
21. Melanome	3	0	0	0	0	0	0
22. Kehlkopfkrebs	3	0	0	0	0	0	0
23. Zungenkrebs	4	0	0	0	0	2	0
24. Andere Krebsarten	5	0	0	1	0	2	0
Gesamtsumme	273	4	7	7	3	34	18

Krebs	Dosis EM-X pro Tag	70 ml	80 ml	100 ml	150– 200 ml	251– 300 ml	451– 500 ml
1. Leberkrebs	24	11	6	1	0	0	1
2. Krebs der Gallengänge	10	1	7	1	0	0	1
3. Magenkrebs	33	7	6	4	1	1	4
4. Speiseröhrenkrebs	9	3	2	1	0	1	0
5. Mastdarmkrebs	10	2	3	2	0	0	0
6. S-Kolonkrebs	6	1	0	1	0	0	1
7. Kolonkrebs	18	6	5	1	0	0	1
8. Bauchspeicheldrüsenkrebs	11	2	7	0	0	0	1
9. Lungenkrebs (Plattenepithelkarzinom)	28	3	15	7	0	0	1
10. Lungenkrebs (kleinzellig)	4	1	1	1	0	0	0
11. Lungenkrebs (Adenom)	24	7	8	4	0	0	1
12. Brustkrebs	27	8	7	2	0	0	0
13. Gebärmutterkrebs	8	1	3	0	0	0	1
14. Eierstockkrebs	8	3	1	1	1	0	0
15. Prostatakrebs	14	4	3	0	0	0	0
16. Blasenkrebs	5	2	2	0	0	0	0
17. Nierenkrebs	8	3	2	0	0	0	0
18. Gehirntumor	1	1	0	0	0	0	0
19. Leukämie	2	1	0	0	0	0	0
20. Maligne Lymphome	8	2	2	0	0	0	0
21. Melanome	3	2	0	1	0	0	0
22. Kehlkopfkrebs	3	0	3	0	0	0	0
23. Zungenkrebs	4	0	0	0	0	0	0
24. andere Krebsarten	5	1	1	0	0	0	0
Gesamtsumme	273	71	84	29	2	2	12

Von den Krebspatienten nahmen 75,8 % 50 bis 80 ml EM-X pro Tag. 10,6 % nahmen 100 ml, und von diesen waren 12 Lungenkrebspatienten (Plattenepithelkarzinom 7, Adenom 4, kleinzellig 1). 4,4 % der Patienten nahmen 450–500 ml EM-X pro Tag; sie alle hatten Krebs im Endstadium.

4b. Dosis EM-X bei Patienten mit anderen Erkrankungen

Ergebnisse der Umfrage zu EM-X	Dosis EM-X pro Tag	10 ml	20 ml	30 ml	40 ml	50 ml	60 ml
	Gesamt						
1. Hepatitis C	7	0	4	2	1	0	0
2. Leberzirrhose	6	0	0	5	1	0	0
3. Bluthochdruck	4	0	3	0	0	1	0
4. Hyperlipidämie	1	0	1	0	0	0	0
5. Diabetes mellitus I	1	0	1	0	0	0	0
6. Diabetes mellitus II	25	0	16	2	0	3	0
7. Zerebralinfarkt	5	0	2	2	0	1	0
8. Rheumatische Arthritis	13	0	6	4	2	0	0
9. Kollagenose	5	0	1	3	1	0	0
10. Atopische Dermatitis	3	0	2	1	0	0	0
11. Parkinson	8	0	6	1	1	0	0
12. Depression	4	0	4	0	0	0	0
13. Andere	48	1	18	11	3	5	0
Summe	130	1	64	31	9	10	0

Ergebnisse der Umfrage zu EM-X	Dosis EM-X pro Tag	70 ml	80 ml	100 ml	201– 250 ml	251– 300 ml	451– 500 ml
	Gesamt						
1. Hepatitis C	7	0	0	0	0	0	0
2. Leberzierrose	6	0	0	0	0	0	0
3. Bluthochdruck	4	0	0	0	0	0	0
4. Hyperlipidämie	1	0	0	0	0	0	0
5. Diabetes mellitus I	1	0	0	0	0	0	0
6. Diabetes mellitus II	25	4	0	0	0	0	0
7. Zerebralinfarkt	5	0	0	0	0	0	0
8. Rheumatische Arthritis	13	0	1	0	0	0	0
9. Kollagenose	5	0	0	0	0	0	0
10. Atopische Dermatitis	3	0	0	0	0	0	0
11. Parkinson	8	0	0	0	0	0	0
12. Depression	4	0	0	0	0	0	0
13. Andere	48	7	2	0	0	0	1
Summe	130	11	3	0	0	0	1

Die meisten der Patienten mit anderen Erkrankungen als Krebs (73,4 %) nahmen 20–30 ml EM-X pro Tag. Für Diabetes mellitus Typ II ist die Dosis höher: 50 ml (3 Patienten) oder 70 ml (7 Patienten) jeweils dreimal täglich eingenommen. Es gab einen besonderen Fall von Myomen in der Gebärmutter, in dem die Patientin 500 ml pro Tag nahm. Sie wurde an S-Kolonkrebs operiert und machte sich große Sorgen um etwaige Metastasen.

5. Einnahme von EM1

Ergebnisse der Umfrage zu EM-X	EM1 Einnahme pro Tag	5 ml x 2	10 ml x 2	15 ml x 2	20 ml x 2
1. Krebs	Gesamt				
1. Leberkrebs	24	0	0	1	1
2. Krebs der Gallengänge	10	0	0	0	0
3. Magenkrebs	33	0	2	1	0
4. Speiseröhrenkrebs	9	0	1	0	0
5. Mastdarmkrebs	10	0	2	1	0
6. S-Kolonkrebs	6	0	1	0	0
7. Kolonkrebs	18	0	4	1	1
8. Bauchspeicheldrüsenkrebs	11	0	1	1	0
9. Lungenkrebs (Plattenepithelkarzinom)	28	1	3	1	0
10. Lungenkrebs (kleinzellig)	4	0	0	0	0
11. Lungenkrebs (Adenom)	24	0	1	0	2
12. Brustkrebs	27	0	3	0	0
13. Gebärmutterkrebs	8	0	0	0	0
14. Eierstockkrebs	8	1	1	0	1
15. Prostatakrebs	14	0	4	0	1
16. Blasenkrebs	5	0	0	0	0
17. Nierenkrebs	8	0	0	0	0
18. Gehirntumor	1	0	0	0	0
19. Leukämie	2	0	0	0	0
20. Maligne Lymphome	8	0	1	0	0
21. Melanome	3	0	0	0	0
22. Kehlkopfkrebs	3	0	0	0	0
23. Zungenkrebs	4	0	0	0	0
24. Andere Krebsarten	5	0	0	0	0
Zwischensumme	273	2	24	6	6
2. Hepatitis C	7	1	0	0	0
3. Leberzirrhose	6	0	1	1	0
4. Bluthochdruck	4	0	1	1	0
5. Hyperlipidämie	1	0	0	0	0
6. Diabetes mellitus I	1	0	0	0	0
7. Diabetes mellitus II	25	0	0	1	1
8. Zerebralinfarkt	5	0	0	0	0
9. Rheumatische Arthritis	13	0	1	0	0
10. Kollagenose	5	0	0	0	0
11. Atopische Dermatitis	3	0	0	0	0
12. Parkinson	8	0	0	0	0
13. Depression	4	0	1	1	0
14. Andere	48	1	4	1	2
Zwischensumme	130	2	8	5	3
Gesamtsumme	403	4	32	11	9

Die Einnahme von EM1 beschränkt sich auf einige wenige Patienten sowohl aus der Krebs- als auch der Gruppe mit anderen Krankheiten mit 13,9 % und 13,8 % respektive. Dieser Prozentsatz ist niedriger als in Europa, wo EM1 aus Kostengründen häufiger für die Therapie mit Antioxidantien eingesetzt wird. In Japan wird dafür hauptsächlich EM-X eingesetzt, während EM1 nicht für medizinische Zwecke benutzt wird. Dr. Shigeru Tanaka verschreibt EM1 in Kombination mit EM-X bei Patienten mit Magen-Darm-Symptomen wie Durchfall, Übelkeit und Erbrechen.

6. Kombination mit anderen Therapieformen

Ergebnisse der Umfrage zu EM-X	EM1 Einnahme pro Tag	Mit anderen Medikament
1. Krebs	Gesamt	
1. Leberkrebs	24	13
2. Krebs der Gallengänge	10	5
3. Magenkrebs	33	10
4. Speiseröhrenkrebs	9	3
5. Mastdarmkrebs	10	6
6. S-Kolonkrebs	6	5
7. Kolonkrebs	18	8
8. Bauchspeicheldrüsenkrebs	11	4
9. Lungenkrebs (Plattenepithelkarzinom)	28	4
10. Lungenkrebs (kleinzellig)	4	3
11. Lungenkrebs (Adenom)	24	10
12. Brustkrebs	27	16
13. Gebärmutterkrebs	8	2
14. Eierstockkrebs	8	3
15. Prostatakrebs	14	7
16. Blasenkrebs	5	1
17. Nierenkrebs	8	5
18. Gehirntumor	1	1
19. Leukämie	2	1
20. Maligne Lymphome	8	4
21. Melanome	3	0
22. Kehlkopfkrebs	3	0
23. Zungenkrebs	4	1
24. andere Krebsarten	5	1
Zwischensumme	273	113
2. Hepatitis C	7	4
3 Leberzirrhose	6	5
4. Bluthochdruck	4	4
5. Hyperlipidämie	1	0
6. Diabetes Mellitus I	1	0
7. Diabetes Mellitus II	25	15
8. Zerebralinfarkt	5	1
9. Rheumatische Arthritis	13	11
10. Kollagenose	5	3
11. Atopische Dermatitis	3	3
12. Parkinson	8	5
13. Depression	4	4
14. Andere	48	21
Zwischensumme	130	76
Gesamtsumme	403	189

Die meisten Patienten unserer Forschungsgruppe (81,4 %) nehmen derzeit auch andere Medikamente und Nahrungsergänzungsmittel ein. Von den Krebspatienten hatten 61,5 % eine Operation hinter sich, 54,2 % hatten

Mit Nahrungs-ergänzungsmittel	Mit Operation	Mit Strahlen-therapie	Mit Chemo-therapie	Mit Immun-therapie
7	16	5	9	2
1	8	0	5	0
13	22	1	18	0
3	5	3	4	0
3	8	1	6	0
3	5	1	4	0
5	13	1	7	0
4	6	1	8	0
10	8	8	12	0
2	0	3	4	0
13	15	11	13	3
11	26	11	18	9
5	7	1	6	0
5	7	0	8	2
8	1	2	6	9
1	4	1	2	0
2	4	0	3	0
0	1	1	0	0
0	0	0	1	0
2	3	3	7	0
2	3	1	2	2
2	1	2	1	0
1	2	2	2	1
2	3	1	2	0
105	168	60	148	28
3	0	0	1	2
1	2	0	0	1
1	0	0	0	1
0	0	0	0	0
0	*	0	0	0
5	3	0	2	2
1	0	0	0	2
2	1	0	0	0
2	0	0	0	0
1	0	0	0	0
0	0	0	0	1
2	0	0	0	0
16	5	3	5	2
34	12	3	8	11
139	180	63	156	39

eine Chemotherapie und 22 % bekamen eine Strahlentherapie. Mehr als die Hälfte dieser Patienten wiesen die Kombination von Operation und Chemotherapie auf.

7. Nebenwirkungen

Ergebnisse der Umfrage zu EM-X	Gesamt	Nebeneffekte (positiv)	Neben- wirkungen
1. Krebs			
1. Leberkrebs	24	2	2
2. Krebs der Gallengänge	10	0	0
3. Magenkrebs	33	3	0
4. Speiseröhrenkrebs	9	0	0
5. Mastdarmkrebs	10	2	0
6. S-Kolonkrebs	6	1	0
7. Kolonkrebs	18	8	0
8. Bauchspeicheldrüsenkrebs	11	6	0
9. Lungenkrebs (Plattenepithelkarzinom)	28	4	0
10. Lungenkrebs (kleinzellig)	4	0	0
11. Lungenkrebs (Adenom)	24	6	0
12. Brustkrebs	27	7	1
13. Gebärmutterkrebs	8	0	0
14. Eierstockkrebs	8	1	0
15. Prostatakrebs	14	6	0
16. Blasenkrebs	5	1	0
17. Nierenkrebs	8	3	1
18. Gehirntumor	1	1	0
19. Leukämie	2	0	0
20. Maligne Lymphome	8	3	0
21. Melanome	3	0	0
22. Kehlkopfkrebs	3	0	0
23. Zungenkrebs	4	0	0
24. Andere Krebsarten	5	0	0
Zwischensumme	273	54	2
2. Hepatitis C	7	4	0
3. Leberzirrhose	6	1	0
4. Bluthochdruck	4	1	0
5. Hyperlipidämie	1	0	0
6. Diabetes mellitus I	1	0	0
7. Diabetes mellitus II	25	3	0
8. Zerebralinfarkt	5	1	0
9. Rheumatische Arthritis	13	2	0
10. Kollagenose	5	1	0
11. Atopische Dermatitis	3	0	0
12. Parkinson	8	3	0
13. Depression	4	3	0
14. Andere	48	18	0
Zwischensumme	130	27	0
Gesamtsumme	403	81	2

Die positiven Nebeneffekte beziehen sich auf Veränderungen, die der Patient nach der Einnahme von EM-X bemerkte und die als erwünscht eingestuft werden können, wie z.B. dunkler gewordenes Haar oder das Verschwinden von Unreinheiten der Haut. Nebenwirkungen sind vom Patienten bemerkte nachteilige oder ungewollte Reaktionen seines Körpers auf die Einnahme. 81 Patienten (20,1 %) der Probandengruppe berichteten von positiven Nebeneffekten, und nur 2 Patienten (0,5 %) berichteten von nachteiligen Nebenwirkungen. Das Spektrum an positiven Nebeneffekten ist weit gefasst und reicht vom Verschwinden von Unreinheiten der Haut über Verbesserung bei Darmbewegung und Appetit, Verringerung der Schmerzintensität, Regulierung der Menstruation, Senkung des Blutdruckes, mehr Energie, bis hin zu einem verbesserten Schlafrhythmus. Einige Patienten berichteten auch von substantiellen Verbesserungen anderer Symptome außer denen der behandelten Erkrankung. So litt z.B. ein Patient mit S-Kolonkrebs unter einem chronischen Fußpilz, der ganz und gar verschwand. Außerdem hatten wir mehrere Krebspatienten mit Ekzemen und chronischer Dermatitis, die sich stark besserten. Außerdem ist erwähnenswert, dass ein Patient von dem Rückgang seiner Angstzustände berichtete. Aber der am häufigsten von den Patienten berichtete Nebeneffekt betrifft die Veränderung der Haarfarbe: Das Haar war dunkler geworden. Ein weiterer positiver Nebeneffekt wurde von den Patienten berichtet, die eine Chemotherapie durchmachten: Bei ihnen waren häufige Nebenwirkungen der Chemotherapie wie Übelkeit und Erbrechen weniger stark aufgetreten. Andererseits waren die uns berichteten negativen Nebenwirkungen Übelkeit, starke Darmbewegungen, Schwindelgefühle und Müdigkeit. Es gab keine Berichte von ernsthaften Nebenwirkungen.

8. Beurteilung des allgemeinen Wohlbefindens durch die Patienten selbst nach 1, 3 und 6 Monaten Einnahme von EM-X.

Nach 1 Monat der Einnahme von EM-X	Gesamt	Sehr gut	besser	Keine Veränderung	Schlechter
1. Krebs					
1. Leberkrebs	24	2	4	16	2
2. Krebs der Gallengänge	10	0	1	9	0
3. Magenkrebs	33	0	4	29	0
4. Speiseröhrenkrebs	9	0	3	6	0
5. Mastdarmkrebs	10	0	2	8	0
6. S-Kolonkrebs	6	2	1	3	0
7. Kolonkrebs	18	0	2	15	1
8. Bauchspeicheldrüsenkrebs	11	1	3	7	0
9. Lungenkrebs (Plattenepithelkarzinom)	28	4	6	19	0
10. Lungenkrebs (kleinzellig)	4	0	0	4	0
11. Lungenkrebs (Adenom)	24	1	5	18	0
12. Brustkrebs	27	0	9	18	0
13. Gebärmutterkrebs	8	0	0	8	0
14. Eierstockkrebs	8	2	2	4	0
15. Prostatakrebs	14	2	2	10	0
16. Blasenkrebs	5	0	0	5	0
17. Nierenkrebs	8	0	2	6	0
18. Gehirntumor	1	0	0	1	0
19. Leukämie	2	0	0	2	0
20. Maligne Lymphome	8	0	4	4	0
21. Melanome	3	0	0	3	0
22. Kehlkopfkrebs	3	1	0	2	0
23. Zungenkrebs	4	0	0	4	0
24. andere Krebsarten	5	1	0	4	0
Zwischensumme	273	16	49	205	3
2. Hepatitis C	7	0	2	5	0
3. Leberzirrhose	6	0	0	6	0
4. Bluthochdruck	4	0	1	3	0
5. Hyperlipidämie	1	0	0	1	0
6. Diabetes mellitus I	1	0	0	1	0
7. Diabetes mellitus II	25	1	1	23	0
8. Zerebralinfarkt	5	0	0	5	0
9. Rheumatische Arthritis	13	0	1	12	0
10. Kollagenose	5	0	0	5	0
11. Atopische Dermatitis	3	0	1	2	0
12. Parkinson	8	0	2	6	0
13. Depression	4	0	0	4	0
14. Andere	48	2	8	38	0
Zwischensumme	130	3	16	111	0
Gesamtsumme	403	19	65	316	3

Nach einem Monat der Einnahme von EM-X behaupteten 65 Krebspatienten (23,8 %), dass es ihnen besser ginge. Darunter waren 49 Patienten, die sich besser fühlten; 16 Patienten stuften ihr Befinden als „sehr gut" ein. Drei Patienten ging es schlechter. Davon waren zwei Leberkrebspatienten: Bei einem Fall hatte der Tumor an Größe zugenommen und beim anderen stieg der AFP-Wert an. Der dritte Patient, dem es schlechter ging, hatte Kolonkrebs und unterzog sich gerade einer Chemotherapie. Dieser Patient klagte über anhaltende Übelkeit und häufiges Erbrechen. Die Mehrheit der Patienten berichtete, dass es keine Veränderungen in ihrem Befinden gab.

In der Gruppe der Patienten mit anderen Erkrankungen gab es 19 Patienten (14,6 %), die sich besser fühlten, und keiner der Patienten behauptete, es ginge ihm schlechter.

Nach 3 Monaten der Einnahme von EM-X	Gesamt	Sehr gut	besser	Keine Veränderung	Schlechter
1. Krebs					
1. Leberkrebs	24	1	2	17	3
2. Krebs der Gallengänge	10	0	1	8	1
3. Magenkrebs	33	2	6	25	0
4. Speiseröhrenkrebs	9	o	5	4	o
5. Mastdarmkrebs	10	0	2	8	0
6. S-Kolonkrebs	6	2	0	4	0
7. Kolonkrebs	18	1	2	14	1
8. Bauchspeicheldrüsenkrebs	11	1	4	5	1
9. Lungenkrebs (Plattenepithelkarzinom)	28	2	6	18	2
10. Lungenkrebs (kleinzellig)	4	0	0	4	0
11. Lungenkrebs (Adenom)	24	1	9	14	0
12. Brustkrebs	27	0	9	18	0
13. Gebärmutterkrebs	8	0	0	8	0
14. Eierstockkrebs	8	2	3	3	0
15. Prostatakrebs	14	1	2	11	0
16. Blasenkrebs	5	0	0	5	0
17. Nierenkrebs	8	1	0	6	1
18. Gehirntumor	1	0	1	0	0
19. Leukämie	2	0	0	2	0
20. Maligne Lymphome	8	0	5	3	0
21. Melanome	3	0	0	3	0
22. Kehlkopfkrebs	3	0	0	3	0
23. Zungenkrebs	4	0	1	3	0
24. andere Krebsarten	5	1	0	4	0
Zwischensumme	273	15	59	190	9
2. Hepatitis C	7	0	1	7	0
3. Leberzirrhose	6	0	2	4	0
4. Bluthochdruck	4	0	1	3	0
5. Hyperlipidämie	1	0	0	1	0
6. Diabetes mellitus I	1	0	0	1	0
7. Diabetes mellitus II	25	1	2	22	0
8. Zerebralinfarkt	5	0	0	5	0
9. Rheumatische Arthritis	13	0	2	10	1
10. Kollagenose	5	0	0	5	0
11. Atopische Dermatitis	3	0	0	3	0
12. Parkinson	8	0	0	8	0
13. Depression	4	0	1	3	0
14. Andere	48	2	3	43	0
Zwischensumme	130	3	12	114	1
Gesamtsumme	403	16	71	305	10

Nach der Einnahme von EM-X über drei Monate hinweg gab es eine leichte Erhöhung der Anzahl der Krebspatienten, die über eine Besserung ihres Zustandes berichteten. Allerdings erhöhte sich auch die Anzahl derjenigen Patienten, die berichteten, es ginge ihnen schlechter: zwei Lungenkrebspatienten, ein Patient mit Bauchspeicheldrüsenkrebs, ein Patient mit Leberkrebs, einer mit Krebs der Gallengänge und einer mit Nierenkrebs. Beim ersten Patienten mit Lungenkrebs hatte sich der Tumor vergrößert, und bei dem anderen war der CEA-Wert von 7,8 auf 15,7 angestiegen. Bei allen anderen Krebspatienten, denen es schlechter ging (Bauchspeicheldrüsenkrebs, Leberkrebs, Krebs der Gallengänge und Nierenkrebs), hatte sich der Tumor vergrößert. Aus der Gruppe der Patienten mit anderen Erkrankungen berichteten 15 Patienten (11,5 %), dass es ihnen besser ginge. Es gab einen Patienten, dem es schlechter ging: Dies war ein Patient mit rheumatischer Arthritis, dem es anfangs nach Einnahme von EM-X besser gegangen war. Er reduzierte die Dosis an Steroiden. Allerdings nahmen dann auch die Schmerzen zu.

Nach 6 Monaten der Einnahme von EM-X	Gesamt	Sehr gut	besser	Keine Veränderung	Schlechter
1. Krebs					
1. Leberkrebs	24	3	6	15	2
2. Krebs der Gallengänge	10	0	1	9	0
3. Magenkrebs	33	2	4	24	3
4. Speiseröhrenkrebs	9	1	2	6	0
5. Mastdarmkrebs	10	0	6	4	0
6. S-Kolonkrebs	6	1	0	5	0
7. Kolonkrebs	18	1	5	10	2
8. Bauchspeicheldrüsenkrebs	11	1	5	4	1
9. Lungenkrebs (Plattenepithelkarzinom)	28	0	7	19	2
10. Lungenkrebs (kleinzellig)	4	0	0	4	0
11. Lungenkrebs (Adenom)	24	0	3	21	2
12. Brustkrebs	27	1	5	21	0
13. Gebärmutterkrebs	8	0	0	8	0
14. Eierstockkrebs	8	2	3	3	0
15. Prostatakrebs	14	1	2	11	0
16. Blasenkrebs	5	0	0	5	0
17. Nierenkrebs	8	1	0	7	0
18. Gehirntumor	1	0	0	1	0
19. Leukämie	2	0	1	1	0
20. Maligne Lymphome	8	1	3	4	0
21. Melanome	3	0	0	3	0
22. Kehlkopfkrebs	3	0	0	3	0
23. Zungenkrebs	4	0	1	3	0
24. Andere Krebsarten	5	1	0	4	0
Zwischensumme	273	16	52	195	10
2. Hepatitis C	7	0	1	6	0
3. Leberzirrhose	6	0	0	6	0
4. Bluthochdruck	4	0	0	3	1
5. Hyperlipidämie	1	0	0	1	0
6. Diabetes mellitus I	1	0	1	0	0
7. Diabetes mellitus II	25	1	1	23	0
8. Zerebralinfarkt	5	0	1	4	0
9. Rheumatische Arthritis	13	0	1	12	0
10. Kollagenose	5	0	1	4	0
11. Atopische Dermatitis	3	0	1	2	0
12. Parkinson	8	0	0	7	1
13. Depression	4	1	0	3	0
14. Andere	48	2	5	41	0
Zwischensumme	130	4	12	112	2
Gesamtsumme	403	20	64	307	12

Nach sechs Monaten ging die Anzahl der Patienten, die von einer Besserung berichteten (24,9 %), leicht zurück. Darunter befanden sich 52 Patienten, denen es besser ging, und 16 Patienten, die angaben, es ginge ihnen sehr gut. Neu hinzu kamen drei Patienten, denen es schlechter ging: Es waren alles Magenkrebspatienten, die allesamt Metastasen in verschiedenen Körpergegenden ausgestreut hatten. Insgesamt gab es nur zehn Patienten, denen es nach sechs Monaten schlechter ging. Die meisten berichteten, dass sich ihr Zustand nicht verändert hatte. Das ist wichtig, da die meisten Krebspatienten in den Stadien III und IV waren. Es gab kaum eine Veränderung bei den Patienten mit anderen Erkrankungen.

Fallberichte

Fall 1: Frau 44, Eierstockkrebs im Stadium IIIB

Dies ist der Fall einer 44-jährigen Frau, bei der im November 2001 Eierstockkrebs im Stadium III-B diagnostiziert wurde. Der Tumor maß 7 cm im Durchmesser. Im Januar 2002 unterzog sie sich einer totalen Hysterektomie mit Entfernung der Lymphknoten. Nach der Operation bekam sie eine Reihe von Chemotherapien mit verschiedenen Antikrebsmitteln (DOC/TXT, Carboplatin, Briplatin, Irinotecan Hydrochlorid, Cyclophosphamid, Fluorouracil, Gemeitabin Hydrochlorid und MMC). Die Patientin wurde mehrfach wegen Rezividation und Darmverschluss durch Metastasen im Mastdarm ins Krankenhaus eingeliefert. Ein Freund riet ihr, EM-X einzunehmen, und so nahm sie eine Zeit lang 40 bis 80 ml zwei- bis dreimal täglich, um die Nebenwirkungen der Chemotherapie abzumildern. Im November 2005 ließ sie sich telefonisch von Dr. Shigeru Tanaka beraten. Er riet ihr, die EM-X Dosis auf 150 ml dreimal täglich zu erhöhen. Ab-

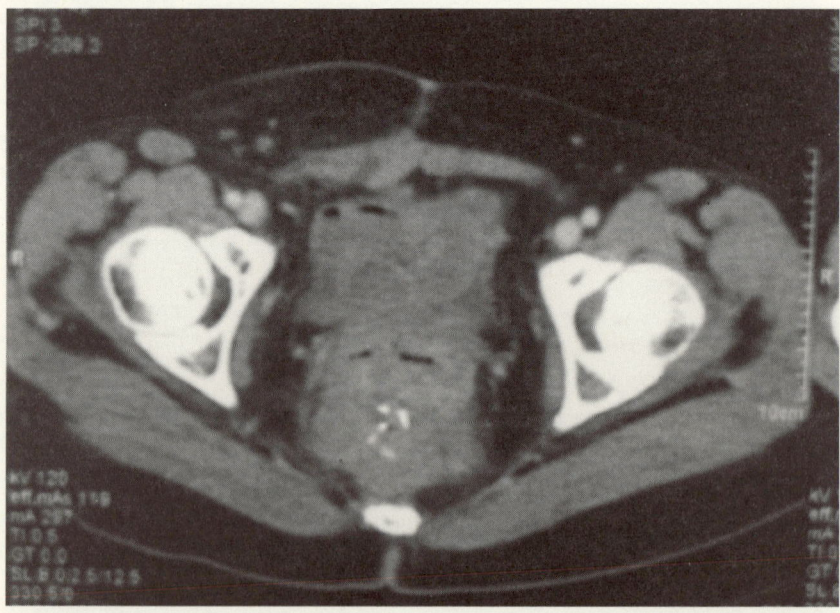

Abbildung 1-A

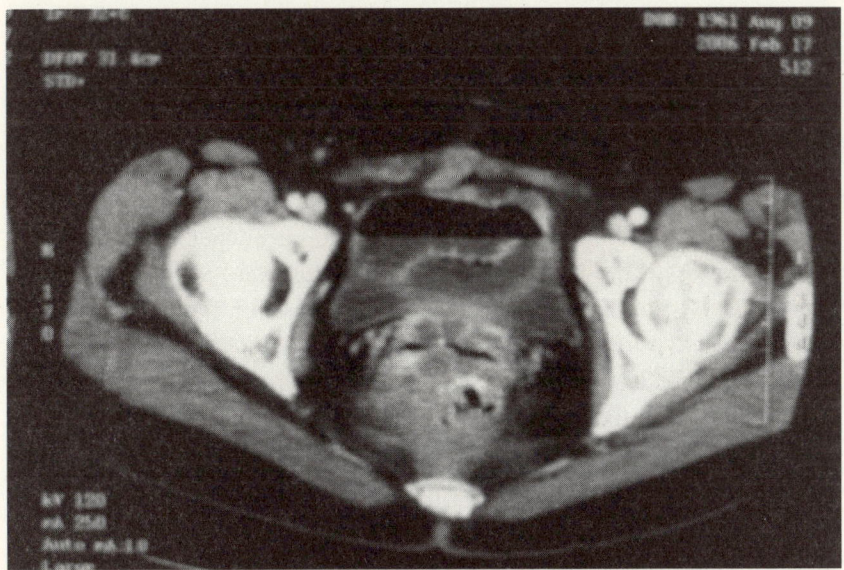

Abbildung 1-B

bildung 1-A ist ein CT-Scan, aufgenommen einige Tage, nachdem sie mit der Einnahme von 450 ml EM-X begonnen hatte. Die Größe des lokalen rezividierten Tumors war fast 7 cm im Durchmesser. Abbildung 1-B ist ein Scan, der drei Monate später gemacht wurde: Die Verkleinerung des Tumors ist deutlich zu sehen. Derzeit nimmt die Patientin regelmäßig 80 ml EM-X dreimal täglich und bekommt eine Chemotherapie (Gemeitabin Hydrochlorid).

Fall 2: Mann, 69 Jahre, Lungenkrebs, Stadium IIIA

Dies ist der Fall eines 69-jährigen Mannes, bei dem im Juni 2005 Lungenkrebs (Adenom) im Stadium III-A (T2 N2 M0) diagnostiziert wurde. Im Juli ließ er sich telefonisch von Dr. Shigeru Tanaka beraten, der ihm empfahl, täglich dreimal 80 ml einzunehmen. Der Patient wurde auch an Professor Takanami von der Teikyo-Universität überwiesen, einem der besten Thoraxchirurgen in Japan, der ihn als inoperabel befand und ihm zwei Zyklen Chemotherapie (CBCA und Paclitaxel) empfahl. Abbildung 2-A ist ein CT-Scan von zwei Wochen nach Beginn der Einnahme von EM-X

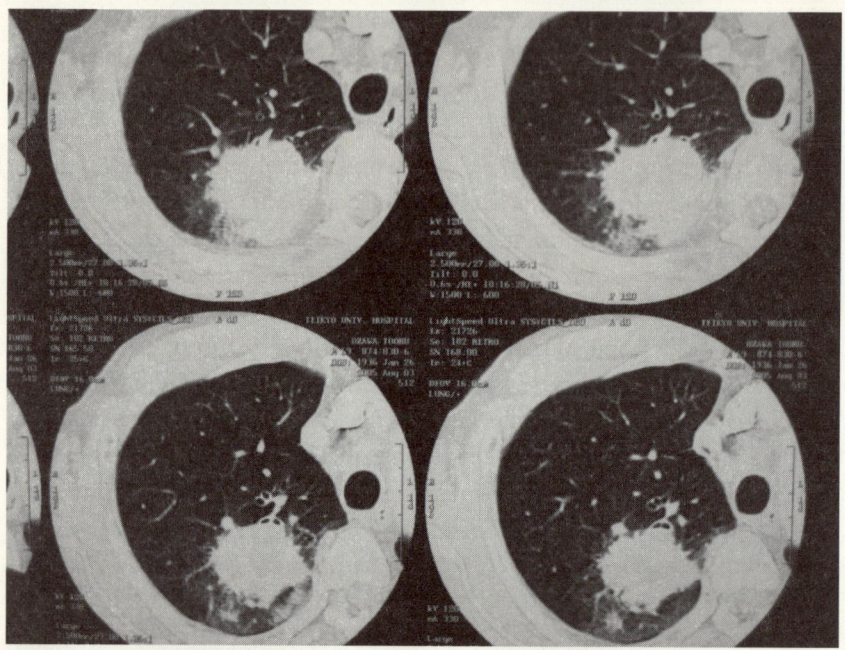

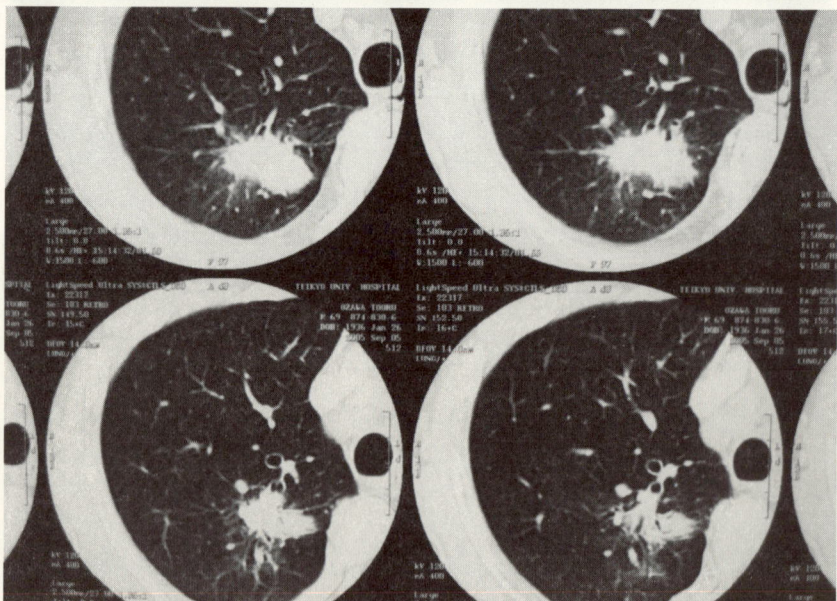

Abbildung 2-A (oben) und Abbildung 2-B

und zeigt eine große Krebsgeschwulst (4 cm Durchmesser). Abbildung 2-B wurde zwei Monate später aufgenommen und zeigt eine bemerkenswerte Verkleinerung des Tumors. Professor Takanami hatte auf Grund seiner klinischen Erfahrungen mit ähnlichen Fällen dies nicht erwartet, ihm war genau bekannt, dass der Patient EM-X nahm. Deshalb musste er in Erwägung ziehen, dass EM-X wirklich zur Reduktion der Tumorgröße beigetragen hatte. Da der Tumor nun auf eine operable Größe geschrumpft war, wurde dem Patienten im Oktober der rechte Lungenflügel entfernt. Leider verstarb der Patient zwei Monate später an einem neuen Tumor mit Metastasen im Gehirn.

Fall 3: Mann, 54 Jahre, Lungenkrebs

Dies ist der Fall eines 54-jährigen Mannes, dem im April 2005 die Diagnose Lungenkrebs gestellt wurde (Adenom). Dr. Shigeru Tanaka riet ihm, dreimal täglich 70 ml EM-X zu nehmen. Der Patient wurde an Dr. Takanami überwiesen, der ihm eine Strahlentherapie (70Gy/35f) und nachfol-

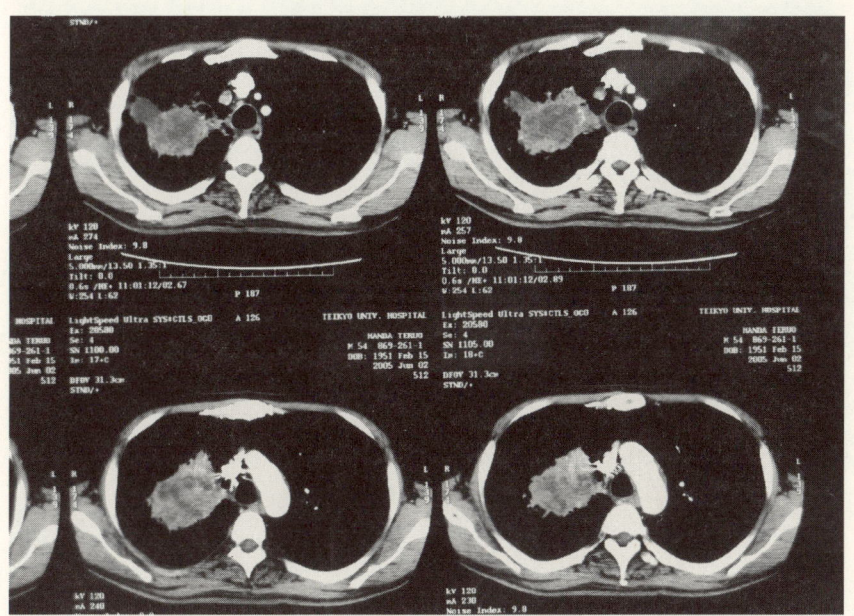

Abbildung 3-A

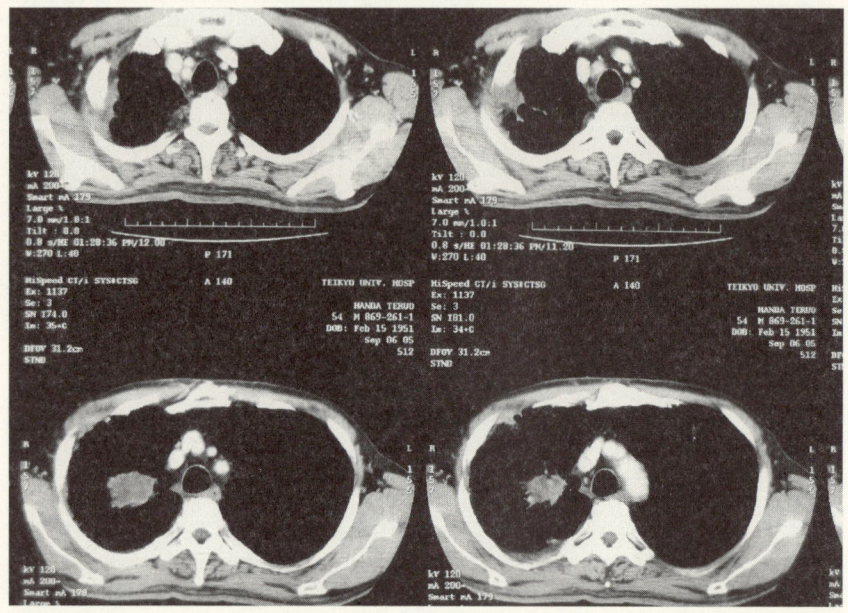

Abbildung 3-B

gend eine Chemotherapie (CBDCA und Vp-16) empfahl. Die Behandlung erfolgte von Juni bis August. Abbildung 3-A ist ein CT-Scan von einem Monat nach Beginn der Einnahme von EM-X. Abbildung 3-B wurde nach fünf Monaten der Einnahme von EM-X gemacht und zeigt eine bemerkenswerte Reduktion der Tumorgröße. Normalerweise kommen bei Patienten, die eine Strahlen- und eine Chemotherapie durchgemacht haben, keine nennenswerten Reduktionen der Tumorgröße vor, und erst recht nicht in solch kurzer Zeit. Dr. Takanami erkannte an, dass die zusätzliche Einnahme von EM-X eine wichtige Rolle bei der Reduzierung der Tumorgröße spielen könnte. Der Patient nimmt derzeit immer noch EM-X zusammen mit der oralen Gabe von 40 mg TS-1.

Dies ist eine subjektive Studie, da wir uns auf Informationen aus erster Hand von den Patienten aus der Umfrage stützten. Es gab keine unabhängige Bestätigung des Wahrheitsgehaltes der Bemerkungen der Patienten zur Wirkung von EM-X. Obwohl alle Patienten von Dr. Shigeru Tanaka telefonisch beraten wurden, war es das Ziel dieser Studie, auf eine objektive Art und Weise die therapeutische Wirkung von EM-X zu dokumentieren. Der an die Patienten verteilte Umfragebogen enthielt auch Fragen zu den Laborwerten (CBC, Blutwerte, CRP, Tumormarker), so dass wir eine wissenschaftlichere und objektive Beurteilung ihres von ihnen selbst beschriebenen Zustandes hätten. Allerdings bekamen wir nur von einigen wenigen Befragten die Laborwerte genannt, so dass wir aus diesem Teil der Umfrage keine Erkenntnisse ableiten konnten. Also entschieden wir uns dafür, diesen Teil aus der Analyse auszuschließen und uns allein auf die Aussagen der Patienten zu stützen, wodurch dies eine subjektive Studie wurde. Da die meisten Patienten auch andere Therapien machen, ist diese Studie in verschiedener Weise beschränkt. Obwohl wir keine Typologie der Wirkungsweise von EM-X erstellen konnten, kann die wichtige Rolle von EM-X bei der Besserung des Zustandes der Patienten nicht bestritten werden. Es ist unser Ziel, durch weitere Studien zu einer breiteren objektiven und wissenschaftlichen Beurteilung zu gelangen. Dies kann mit einer Studie mit Patienten erreicht werden, die allein mit EM-X therapiert werden.

Schlussfolgerungen

1. Es ist nachgewiesen, dass EM-X in der Kombination mit anderen Medikamenten sicher ist. Die meisten der Patienten dieser Studie nahmen EM-X zusätzlich zu anderen Medikamenten und Nahrungsergänzungsmitteln.

2. EM-X hat fast keine Nebenwirkungen. Es wurde von viel mehr positiven Nebeneffekten berichtet. Die Patienten berichteten einstimmig, dass das Haar wieder dunkler wurde oder die Nebenwirkungen der Chemotherapie wie Übelkeit und Erbrechen vermindert wurden.

3. In dieser Studie lag die Dosis bei den meisten Krebspatienten (75,8 %) bei 50 bis 80 ml dreimal täglich. Diese Dosis kann als adäquat betrachtet werden, da damit nur ein geringer Prozentsatz der Patienten über eine Verschlimmerung ihres Zustandes klagten. Für die Gruppe von Patienten mit anderen Erkrankungen, betrug die am häufigsten (73,1 % der Patienten) eingenommene Dosis 20 bis 30 ml dreimal täglich. In dieser Gruppe fühlten sich nur zwei Patienten schlechter, so dass dies ein Hinweis auf die angemessene Dosis für eine therapeutische Wirkung ist.

4. Obwohl wir nicht genügend Testpersonen für EM1 haben, berichtete keiner von unerwünschten Nebenwirkungen oder Interferenzen mit anderen Medikamenten. Es kann also auch ohne Bedenken in Kombination mit EM-X eingenommen werden. Allerdings kann diese Studie nicht die Vorteile in der Kombination von EM-X und EM1 deutlich machen. Weitere Studien sind nötig, um die Wirkung von EM1 im klinischen Einsatz zu beurteilen.

5. Die positiven Effekte von EM-X sind offensichtlicher bei Krebs im Vergleich zu anderen Erkrankungen. Obwohl die meisten der Patienten sowohl mit Krebs als auch mit anderen Erkrankungen behaupteten, keine Veränderung nach der Einnahme von EM-X zu verspüren, ist es auch wichtig, dass nur wenige Patienten behaupteten, sich schlechter zu fühlen; diese hatten meist Krebs im Endstadium. Die meisten Krebspatienten waren in den Stadien III oder IV. In der klinischen Praxis schreitet die Krankheit in diesen Stadien in der Regel trotz Behandlung innerhalb von sechs Monaten voran. Es ist eines der Ziele jeder Krebstherapie, das Voranschreiten der Krankheit im Endstadium zu unterbinden. Diese Studie hat hierzu ihren Beitrag geleistet. Es kann den Heilungsprozess unterstützen und präventiv wirken – nicht nur vor Krebs, sondern auch vor allen anderen Krankheiten. Da wir auch stark dafür eintreten, dass auch gesunde Personen EM-X einnehmen, um ihre Gesundheit zu erhalten, ist eine Langzeitstudie nötig, um die prophylaktische Langzeitwirkung von EM-X zu beurteilen.

Nachwort

Es ist schon mehr als zehn Jahren her, dass ich EM-X kennen lernte, als ich während meiner Amtszeit als Bürgermeister von Wako bei der Besichtigung eines Landwirtschaftsbetriebes, der EM-Gemüse produzierte, die Stadt Kago in der Präfektur Aichi besuchte.

Dort sah ich einen Versuch, bei dem normales Gemüse und EM-Gemüse jeweils in eine Flasche mit Wasser eingelegt wurde. Nach 20 Tagen roch das normale Gemüse bereits verfault, aber das EM-Gemüse zeigte keine Spur von Fäulnis. EM-Gemüse fault nicht schon nach einigen Tagen, es trocknet schließlich aus und kann so konserviert werden. Außerdem war das Gemüse auf einem Feld, auf dem bereits seit mehr als vier Jahren mit EM gewirtschaftet wurde, weitgehend vor Schädlingsbefall geschützt, und die Früchte waren groß und gesund.

Nachdem ich durch dieses Erlebnis vollkommen von EM fasziniert war, pachtete ich von einem Bauern in Wako ein 1320 m² großes Feld, wo ich mich auch heute noch dem EM-Gartenbau widme. Dort sind tatsächlich so große Kartoffeln gewachsen, dass sie nicht mit denjenigen auf dem Markt verglichen werden können. Das dort gezogene Gemüse schenke ich den Patienten im Krankenhaus oder den Menschen, die mein Forschungsinstitut für präventive EM-X-Medizin besuchen. Ich selbst esse auch EM-Gemüse und spüre, wie gesund es ist. Da ich mir dachte, dass das, was für den Landbau effektiv ist, auch für den Menschen gut sein müsse, war ich bald von EM wie besessen.

Bei den Effektiven Mikroorganismen leben 81 Arten von regenerativen Mikroorganismen in Symbiose zusammen, und aus den durch sie produzierten effektiven Stoffen wird EM-X hergestellt. In EM-X sind keine Mikroorganismen enthalten. Als ich meinen Patienten versuchsweise EM-X gab, entdeckte ich, dass es auf verschiedene Erkrankungen einen positiven Einfluss hat. Seitdem setze ich EM-X bis heute mit großer Wirkung bei unzähligen meiner Patienten sowohl zur Unterstützung ihrer Gesundheit als auch bei schwer heilbaren Krankheiten ein. In diesem Buch habe ich die Wirkung von EM-X, wie ich sie kennen gelernt habe, auf der Basis meiner Denkweise zusammengefasst.

Ich habe nun schon einige Jahre keine Bücher mehr veröffentlicht, so dass ich schmerzlich empfand, wie allmählich das Wissen verstaubt, wenn man die schriftstellerischen Aktivitäten vernachlässigt. So kam es, dass ich wieder mehr Zeit in das Schreiben investieren wollte, da es mir wichtig war, meine Erkenntnisse so weit wie möglich an Sie, verehrte Leser, weiterzugeben.

Unverhoffterweise unterstützte Professor Higa mich mit einem Beitrag und ermunternden Worten, wofür ich ihm meinen Dank aussprechen möchte.

Zum Schluss möchte ich auch Frau Chie Tanaka und Herrn Tomoyuki Takahashi vom Verlag Metamor, die dieses Buch herausgebracht haben, meinen herzlichen Dank aussprechen.

April 2008 Shigeru Tanaka

Neueste Erfahrungen mit EM-X Gold

von Prof. Dr. Teruo Higa

In diesem Buch wurden hauptsächlich Beispiele für den Einsatz von EM-X besprochen. An dieser Stelle möchte ich zusätzlich noch einige Beispiele für den Einsatz des schwingungserhöhten EM-X, das jetzt „EM-X Gold" heißt, und des medizinischen EM-Keramikpulvers[1] vorstellen in der Hoffnung, dass EM-X Gold im klinischen Einsatz von Nutzen ist. Die Schwingungen von EM-X Gold sind im Vergleich zu EM-X mindestens sechsmal höher. Das ist ganz einfach mit jedem energetischen Test, wie z.B. kinesiologischen Tests, zu überprüfen.

Aspekte der Verwendung von EM-X Gold zum Schutz vor Erkrankungen und zur Genesung

Wenn man dieselbe Wirkung wie mit dem herkömmlichen EM-X erreichen will, sollte man EM-X Gold fünf- bis zehnmal verdünnen und davon täglich etwa 30 ml trinken. Diese 10 ml dreimal täglich (insgesamt 30 ml) können entweder vor oder nach dem Essen eingenommen werden. Da es sich nicht um ein Medikament handelt, kann man auch 30 ml auf einmal einnehmen. Wenn man sich morgens beim Aufwachen erholt fühlt, dann stimmt die Dosis. Fühlt man sich noch wie erschlagen, dann erhöht man die Dosis auf das Doppelte.

Um die Wirkung noch weiter zu verstärken, erhitzt man es auf etwa 80°C und trinkt es, nachdem es auf eine trinkbare Temperatur abgekühlt ist. Gleichzeitig sollte man täglich 1 bis 3 g des EM-Meersalzes einnehmen. Damit können gesunde oder latent kranke Menschen auf eine natürliche Art und Weise ihre Gesundheit erhalten, und es ist zu erwarten, dass sie vor allen Krankheiten geschützt sind.

Wenn man auf diese Art und Weise seine Gesundheit nicht zu einem zufriedenstellenden Grad wiedererlangt, erhöht man die Dosis auf das Doppelte bis Dreifache.

---

1 Gegenwärtig steht das medizinische EM-Keramikpulver nur Medizinern für Forschungszwecke zur Verfügung.

Der Einsatz von EM-X Gold bei schwer zu heilenden Krankheiten

Am Anfang dieses Buches habe ich die Charakteristika von EM und die Entwicklung von EM-X zu EM-X Gold dargelegt. EM-X Gold wurde vor drei Jahren entwickelt und wird seit zwei Jahren bei verschiedenen schwer zu heilenden Krankheiten eingesetzt, wo es bereits viele Erfolge zu feiern gibt. Einige Beispiele davon sollen bei der nächsten EM-Medizin-Konferenz zusammenfassend vorgestellt werden. Da es aber bezüglich EM-X Gold immer wieder Rückfragen gibt, möchte ich Ihnen, verehrte Leser, einige Beispiele vorstellen.

1. ALS (Amyotrophe Lateralsklerose)

Dies ist eine der Krankheiten, deren Fortschreiten derzeit kaum aufzuhalten und deren Heilung unmöglich ist. Deshalb werden große Hoffnungen in die Stammzellenforschung gesetzt, doch ist von dort bisher noch keine Lösung in Sicht.

Herr M., 57 Jahre, bekam vor sechs Jahren ALS und erreichte vor drei Jahren, als er seinen Kopf nicht mehr halten konnte, die Pflegestufe fünf. Damals nahm er täglich 50 bis 100 ml EM-X, und weil sich sein Zustand dadurch besserte, hoffte er, damit den Fortschritt der Krankheit stoppen zu können.

Im Mai 2006 bot sich ihm die Gelegenheit, mich zu treffen. Er erhielt von mir das zu der Zeit noch nicht im Handel erhältliche EM-X Gold. Seitdem er davon täglich 30 ml (dreimal 10 ml) nimmt, ist das Fortschreiten der Krankheit offensichtlich gestoppt und die Muskelkraft im Nacken hat sich wieder regeneriert, so dass er im November 2006 auf Grund des äußeren Eindruckes auf Pflegestufe zwei zurückgestuft wurde. Da er dann das medizinische EM-Keramikpulver erhielt, von dem er täglich 0,5 bis 0,6 g einnimmt, besserte sich sein Zustand weiter und in einem Jahr er hat 4,5 kg zugenommen, obwohl es bei dieser Krankheit normalerweise nicht mehr zu einer Gewichtszunahme kommt. Er hat wieder mehr Kraft in den Fingern und ist jetzt in Rehabilitation, um wieder stehen zu lernen.

Dieses ist weltweit der erste Fall von ALS, bei dem das Fortschreiten der Krankheit gestoppt werden konnte und sich der Zustand des Patienten wieder gebessert hat. Seitdem haben viele ALS-Patienten mit einer Therapie mit dem Fokus auf EM-X Gold begonnen.

2. Parkinson

Derzeit sind fünf Personen in Behandlung (in den vergangenen zwölf Monaten). Auch mit EM-X ist es schon gelungen, das Fortschreiten von Parkinson aufzuhalten, und es sind auch schon einige Fälle dokumentiert, in denen ein Patient bei Einnahme einer hohen Dosis EM-X wieder gesund geworden ist. Mit der täglichen Einnahme von etwa 30 ml EM-X Gold wurden inzwischen dramatische Verbesserung erzielt. Bemerkenswert ist, dass der normale Gesundheitszustand wiedererlangt werden kann, wenn innerhalb von zehn bis 30 Tagen nach Ausbruch der Krankheit begonnen wird, EM-X Gold einzunehmen. Immer mehr Menschen schaffen mit der Einnahme von täglich 20 bis 30 ml EM-X Gold wieder die Rückkehr zu einem normalen Leben.

Wenn die Krankheit bereits sehr schlimm ist, unterstützt die parallele Einnahme von medizinischem EM-Keramikpulver die Wirksamkeit genauso wie bei ALS. Dank EM-X Gold ist Parkinson nun keine unheilbare Krankheit mehr.

3. Alzheimer
(in den vergangenen zwölf Monaten mehr als zehn Personen)

Es ist bereits erwiesen, dass ein Patient, bei dem während der Behandlung Beta-Amyloid festgestellt wird, innerhalb der nächsten Jahre Alzheimer bekommt. Mit EM-X kann bis zu einem gewissen Grad der Forschritt der Krankheit verlangsamt werden, aber es ist immer noch schwierig, den Patienten zu heilen.

Wir haben nun festgestellt, dass es mit täglich 30 ml EM-X Gold gelingt, das Fortschreiten der Krankheit aufzuhalten. Da aber die Patienten nur langsam gesunden, ist die parallele Einnahme von medizinischem EM-Keramikpulver zu empfehlen. Dadurch verschwinden die Beta-Amyloide in einem Zeitraum von sechs Monaten bis einem Jahr, so dass auch Alzheimer geheilt wird.

Diese Krankheit wird – ebenso wie ALS und Parkinson – zu den unheilbaren Krankheiten gezählt, aber dank EM-X Gold und dem medizinischen EM-Keramikpulver muss sie nun nicht mehr für unheilbar gehalten werden.

4. Spinozerebelläre Ataxie
(derzeit zwei Personen in Behandlung)

Bei dieser Krankheit nimmt die Funktionalität des Kleinhirns ab, und weil es verkümmert, verlieren die Nervenzellen des Bewegungsapparates zunehmend ihre Beweglichkeit, was zu den gleichen Symptomen wie bei ALS führt. Da man weder das Fortschreiten der Krankheit stoppen noch sie heilen kann, führt die Krankheit wenige Jahre nach dem Ausbruch zum Tod. Deshalb stuft man sie schlimmer als ALS ein.

Einer der Patienten, bei dem die Krankheit im März 2007 ausbrach, nahm schon mehr als fünf Jahre lang täglich 30 bis 50 ml EM-X ein. Aber er wollte nicht glauben, dass er damit geheilt werden könne, auch als man ihm von EM-X Gold erzählte. Als ich ihm die Entwicklung von EM-X Gold darlegte, erklärte er sich schließlich mit der Einnahme von EM-X Gold einverstanden und beschloss, täglich 60 bis 90 ml davon einzunehmen. Drei Monate später besserten sich die Symptome und die Behinderungen im Alltagsleben verschwanden. Als er aber, um die Wirkung noch weiter zu erhöhen, parallel mit der Einnahme von 0,5 bis 1 g des medizinischen EM-Keramikpulvers begann, zeigten sich nach einigen Monaten beachtliche Fortschritte bei der Heilung. Nach etwa einem Jahr konnte er sogar wieder Auto fahren (er ist jetzt 75 Jahre alt) und ist im Alltag nun überhaupt nicht mehr eingeschränkt.

Der andere Patient ist ein Zahnarzt, der seine Patienten schon nicht mehr behandeln konnte, aber durch die Einnahme von täglich 60 bis 90 ml EM-X Gold bald wieder seine Arbeit ohne Einschränkung aufnehmen konnte. Dieser Patient nimmt nicht einmal parallel dazu EM-Keramikpulver ein.

Seitdem gibt es sehr viele Anfragen von Patienten mit spinozerebellärer Ataxie, und wir haben zuverlässige Beispiele der Wirksamkeit von EM-X Gold vorzuweisen. Auch die spinozerebelläre Ataxie gilt – wie ALS, Parkinson und Alzheimer – als unheilbar, aber dank EM-X Gold und dem medizinischen EM-Keramikpulver kann auch diese Krankheit nun geheilt werden.

5. Fortgeschrittenes Glaukom (grüner Star)

Unsere Erfahrung hat gezeigt, dass ein grauer Star verschwindet, wenn man EM-X anstelle von Augentropfen fünf- bis zehnmal täglich in die Augen tropft. Auch das Fortschreiten eines grünen Stars kann gestoppt werden; mit EM-X allein ist es allerdings nicht möglich, einen fortgeschrittenen grünen Star zu heilen.

Vor zwei Jahren ist es uns gelungen, bei einem schweren Glaukom, das innerhalb von einigen Jahren zur völligen Erblindung führen würde, mit fünf- bis zehnmaligem Tropfen von EM-X Gold und der Einnahme von täglich 30 ml EM-X Gold das Fortschreiten der Krankheit gänzlich zu stoppen. Nach drei bis sechs Monaten begann sich das Gesichtsfeld sogar allmählich wieder zu erweitern. Durch die parallele Einnahme von täglich 0,5 bis 1 g medizinischem EM-Keramikpulver erweiterte sich das Gesichtsfeld um ein Vielfaches und inzwischen kann der Patient fast ein ganz normales Leben führen.

Auch das Glaukom zählt zu den schwer zu heilenden Krankheiten, deren Fortschreiten zwar zu einem gewissen Grad verlangsamt werden kann, aber deren Heilung als unmöglich gilt.

Außerdem haben wir noch ein Beispiel für einen Patienten, der sein Augenlicht durch Diabetes verloren hatte, aber durch die Einnahme von täglich 30 bis 60 ml EM-X Gold von Diabetes geheilt wurde und auch wieder sehen kann.

6. Krebs im fortgeschrittenen Stadium

Auch wenn EM-X bis zu einem gewissen Grad eine Heilwirkung erzielt hat, ist es – wie in diesem Buch ausführlich dargelegt – nicht einfach, Krebs im fortgeschrittenen Stadium vollständig zu heilen. Bei der Krebstherapie ist zu überlegen, wie man die Immunkraft des Patienten stärken kann, und durch die Einnahme einer hohen Dosis von EM-X Gold ist eine Wirkung bei jedweder Art von Krebs erzielt worden. Wir haben eine große Anzahl von Beispielen, bei denen bei einer täglichen Einnahme von 500 ml EM-X Gold der Krebs innerhalb weniger Wochen verschwand, und bei einer parallelen Einnahme von medizinischem EM-Keramikpulver ist fast jeder Krebs auf eine behandelbare Größe geschrumpft.

Im Gegensatz zu anderen Krankheiten entstehen in unserem Körper jeden Tag tausende und zehntausende von Krebszellen. Da jedoch der Krebs – auch wenn wir ihn mit EM-X Gold und medizinischer EM-Keramik heilen – immer wieder ausbrechen wird, solange wir uns nicht einen Lebensstil angewöhnen, bei dem wir diese täglich entstehenden Krebszellen mit unserer Immunkraft unterdrücken, können wir noch nicht beruhigt sein.

Für eine vollständige Lösung dieses Problems und einen perfekten Schutz ist ein Leben mit EM nötig: Es ist nicht nur wichtig, EM-X Gold als vorbeugende Maßnahme einzunehmen, sondern zusätzlich mit EM produzierte Nahrung zu essen und EM in allen Bereichen unseres Lebens so selbstverständlich wie z.B. Luft und Wasser zu verwenden. Man sollte z.B. täglich 1 bis 3 g EM-Meersalz einnehmen, regelmäßig ein bis zwei medizinische Keramikplatten am Körper tragen und diese auch beim Schlafen nicht entfernen, um unsere körpereigenen Schwingungen zu erhöhen.

7. Bluthochdruck, Diabetes, Nierenerkrankungen etc., Schlaflosigkeit und Melancholie

Es ist bereits nachgewiesen, dass EM-X bei vielen Zivilisationskrankheiten wirkt. Für EM-X Gold ist eine um das fünf- bis zehnfache Heilwirkung im Vergleich zu EM-X bezeugt, so dass sich für die Heilung von schweren Krankheiten, bei denen mit EM-X nicht viel erreicht wurde, erstaunliche Wirkungen gezeigt haben. Nimmt man täglich etwa 10 bis 30 ml EM-X Gold ein und dazu noch 1 bis 3 g EM-Meersalz, dann ist die Wirkung noch stärker. Wenn man dazu noch EM-Keramikplatten am Körper trägt, wird die Wirkung weiter verstärkt. EM-Produkte haben überhaupt keine negativen Nebenwirkungen und sind deshalb sicher in der Anwendung.

Die Autoren

Shigeru Tanaka

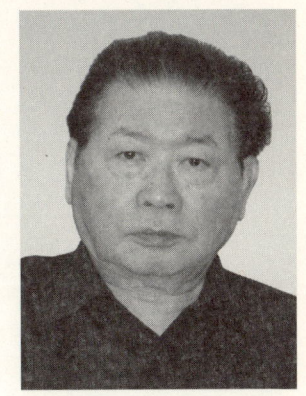

Doktor der Medizin, Vorstandsvorsitzender des Kreiskrankenhauses Asaka der Kantô Wohlfahrtsgesellschaft, Leiter des Forschungsinstitutes für präventive EM-X-Medizin. Vorstandsvorsitzender der Miyoshi-Wohlfahrtsgesellschaft. Professor emeritus der Medizinischen Fakultät der San Andre-Universität in Bolivien. Ehemaliger Bürgermeister von Wako.

Im Dezember 1925 in der Präfektur Fukuoka geboren. Nach dem Abschluss der Shimizu-Oberschule für Handelsschifffahrt (heute Tokio Handelsschifffahrtsuniversität), im Jahre 1950 das Fachstudium an der medizinischen Fakultät der Keiô Gijuku-Universität abgeschlossen, 1951 das ärztliche Staatsexamen bestanden. Eröffnung der Tanaka-Klinik in Wako in der Präfektur Saitama. 1960 für seine Forschungen zur Physiologie des Großhirns von der Keiô Gijuku-Universität den Doktortitel erworben. Mit 35 Jahren als Leiter der medizinischen Forschungsgruppe für südamerikanische Medizin der Keiô Gijuku-Universität, erst ganz Südamerika, später auch den Rest der Welt bereist. Von 1962 bis 1984 elf Perioden, 22 Jahre als Vorsitzender der Ärztevereinigung der Region Asaka gedient. Als Vorstandsvorsitzender der Wohlfahrtsgesellschaft, die das Pflege- und Altersheim des Kreises Miyoshi betreibt, setzte er sich für die Verbesserung der medizinischen und pflegerischen Betreuung dieser Einrichtung ein. 1989 wurde er zum Bürgermeister von Wako gewählt und übte dieses Amt drei Perioden, zwölf Jahre lang, bis April 2001 aus. Er führte die EM-Technologie von Teruo Higa in die Medizin ein und ist damit sehr erfolgreich. Fast jeden Tag berät er telefonisch Patienten oder untersucht sie persönlich.

Wichtigste Werke: *Der Mann, der Taro Takemi verärgerte* (*Takemi Tarô o okoraseta otoko*, unveröffentlicht), *Durch das Nadelöhr* (*Semaki mon yori haire*, unveröffentlicht), *Das wieder erstarkende Leben* (*Yomigaeru seimei*, Verlag Sôgo Unicom), *EM-X rettet Leben* (*EM-X ga seimei wo sukuu*, Sunmark, deutsch: *EM-X · Über die heilende Kraft von Antioxidanzien aus Effektiven Mikroorganismen (EM)*, Xanten 2003), *EM, die revolutionäre Medizin* (*EM igaku taikakumei, Iryô kanshû*, Sôgo Unicom).

Teruo Higa

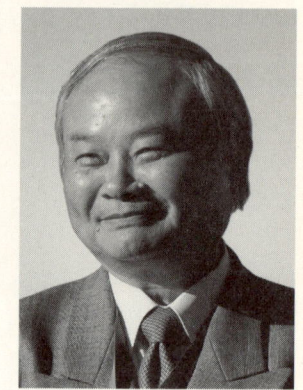

Im Dezember 1941 in der Präfektur Okinawa geboren. Nach dem Abschluss des Studiums an der Landwirtschaftlichen Fakultät der Ryûkyû-Universität erwarb er den Doktortitel am Landwirtschaftsinstitut der Kyûshû-Universität. 1970 nahm er einen Lehrauftrag an der Ryûkyû-Universität auf Okinawa an. 1972 wurde er Assistenzprofessor, 1982 ordentlicher Professor an derselben Universität.

2007 emeritierte er von dort. Seit April 2007 ist er Professor an der Meiô-Universität auf Okinawa und Leiter des Internationalen Forschungsinstitutes für EM-Technologie. Er erforschte und entwickelte die Effektiven Mikroorganismen, die ein weites Anwendungsspektrum in der Landwirtschaft, Tierzucht, Umweltschutz, Hoch- und Tiefbau, Gesundheit und Medizin aufweisen und heute in mehr als 150 Ländern der Erde verbreitet sind. In der Ausgabe von Januar 1997 von „Grundwissen moderner Fachbegriffe" wurde EM als „neues Stichwort" aufgegriffen.

Seit Ende der 1980-er Jahre zahlreiche Bücher und Aufsätze zur EM-Technologie. 1993 und 1994 erschienen in Japan seine beiden grundlegenden Bücher über die EM-Technologie, *Eine Revolution zur Rettung der Erde I und II,* die 2009 auf Deutsch in der edition EM in einem Band zusammengefasst erscheinen.

Jiro Tanaka

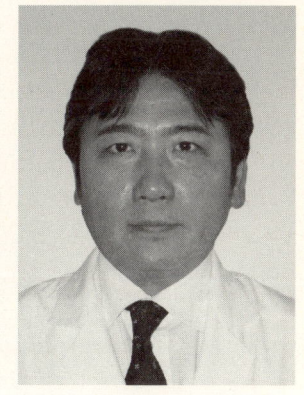

Im März 1956 in der Präfektur Saitama ge-
boren. Arzt (Radiologe). Zweiter Sohn von
Dr. Shigeru Tanaka. Nachdem er 1982 das
Studium an der Medizinischen Fakultät der
University of Japan abgeschlossen hatte, war
er Assistenzarzt an der Universitätsklinik der
Keio Gijuku-Universität und schloss das
Facharztstudium 1988 ab. Von 1989 bis
1994 angestellt bei der Städtischen Klinik von
Hirao, Tokio. 1995 bis 1997 war er Kodirek-
tor des Kreiskrankenhauses von Asaka. Seit 1998 leitet er die Tanaka-
Klinik in Akasaka. Seit 2002 ist er auch Vorstandsvorsitzender im Kreis-
krankenhaus von Asaka.

Information und Bezugsquellen über die gemeinnützigen EM-Vereine der deutschsprachigen Länder

EM e.V. Deutschland

Gesellschaft zur Förderung
regenerativer Mikroorganismen

Am Dobben 43 a
D-28203 Bremen

Tel: +49 421 330 8785
Fax: +49 421 330 8795

info@EMeV.de
www.EMeV.info

IG EM Schweiz

Werner Wäfler

Eselweidstrasse 7
CH-8833 Samstagern

Tel: +41 44 784 51 89
info@ig-em.ch
www.ig-em.ch

EM e.V. Österreich

Himmelstraße 19
A-1190 Wien

Tel: +43 1 320 57 58
info@EM-Verein.at
www.EM-Verein.at

TERUO HIGA

Eine Revolution zur Rettung der Erde

Mit Effektiven Mikroorganismen die Probleme unserer Welt lösen – Beispiele, Hintergründe und Geschichte

Neu durchgesehene und erweiterte Ausgabe

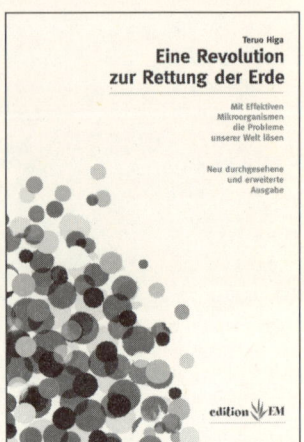

Neue Ausgabe des vergriffenen Bestsellers von Prof. Higa, neu durchgesehen und umfassend ergänzt durch mehrere Kapitel aus dem zweiten Band der Revolution zur Rettung der Erde.

Nach dem unerwarteten Erfolg des grundlegenden Buches über die EM-Technologie in Japan, das 1993 in Japan erschienen war, fühlte sich Prof. Higa verpflichtet, die vielfältigen Erfahrungen und neuen Entwicklungen dieser aufregenden Anfangszeit in einem zweiten Band zusammenzufassen. Dieser erschien bereits 1994 in Japan. Zwei Jahre später, 1996, brachte der japanische Verlag auch eine englische Übersetzung, *An Earth Saving Revolution* heraus, dem 1998 der zweite Teil, *An Earth Saving Revolution II,* folgte. Diese beiden englischsprachigen Ausgaben sind die Grundlage der neuen Ausgabe, *Eine Revolution zur Rettung der Erde.*

Nachdem die EM-Technologie in den deutschsprachigen Ländern erfolgreich eingeführt worden ist und mittlerweile eine breite Akzeptanz genießt, lohnt es sich, von Prof. Higa, dem Finder der Effektiven Mikroorganismen und dem Entwickler der daraus entstandenen Anwendungsmethoden und Produkten, über den Beginn der EM-Bewegung zu erfahren. Unverblümt berichtet der Autor über die Wege und Motivationen, die ihn zu dieser bahnbrechenden Erfindung geführt haben.

Die neu hinzu gekommenen Texte schildern ausführlich eine breite Palette von Beispielen für die erfolgreiche Anwendung der EM-Technologie. Eine große Zahl von Beispielen führt vom Ackerbau und der Viehzucht über Abwasser und Wasserbehandlung und den Einsatz in Garten und Haushalt bis hin zur Anwendung im gesundheitlichen Bereich. Dies Buch ist nicht nur eine aufregende Zeitreise in die Frühzeit der EM-Bewegung, sonder auch eine wahre Fundgrube von anregenden Beispielen, die uns näher an das gemeinsame Ziel bringen können, nämlich *Eine Revolution zur Rettung der Erde.*

Übersetzt aus dem Englischen
von Edith Sassenscheidt

Preis: € 19,80
ISBN: 978-3-941383-00-5
Erscheinungsdatum: März 2009

edition EM Verlagsges. mbH
Am Dobben 43a
D-28203 Bremen
Tel: +49-(0)421-330 8810
info@editionEM.de
www.editionEM.de